中国医学临床百家 · 病例精解

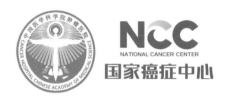

国家癌症中心

中国医学科学院肿瘤医院
胰腺及壶腹周围肿瘤经典病例精解

蔡建强 ◎ 荣誉主编

陈应泰　赵东兵 ◎ 主编

U0333591

科学技术文献出版社
SCIENTIFIC AND TECHNICAL DOCUMENTATION PRESS

· 北京 ·

图书在版编目（CIP）数据

中国医学科学院肿瘤医院胰腺及壶腹周围肿瘤经典病例精解 / 陈应泰，赵东兵主编. —北京：科学技术文献出版社，2023.1（2025.1重印）
ISBN 978-7-5189-9832-6

Ⅰ.①中…　Ⅱ.①陈…　②赵…　Ⅲ.①胰腺肿瘤—病案—分析 ②壶腹—消化系肿瘤—病案—分析　Ⅳ.① R735

中国版本图书馆 CIP 数据核字（2022）第 223084 号

中国医学科学院肿瘤医院胰腺及壶腹周围肿瘤经典病例精解

策划编辑：帅莎莎　　责任编辑：帅莎莎　　责任校对：王瑞瑞　　责任出版：张志平

出　版　者	科学技术文献出版社
地　　　址	北京市复兴路15号　　邮编　100038
编　务　部	(010) 58882938，58882087（传真）
发　行　部	(010) 58882868，58882870（传真）
邮　购　部	(010) 58882873
官 方 网 址	www.stdp.com.cn
发　行　者	科学技术文献出版社发行　全国各地新华书店经销
印　刷　者	北京虎彩文化传播有限公司
版　　　次	2023 年 1 月第 1 版　2025 年 1 月第 2 次印刷
开　　　本	787×1092　1/16
字　　　数	129 千
印　　　张	12.25
书　　　号	ISBN 978-7-5189-9832-6
定　　　价	98.00元

荣誉主编简介

蔡建强　主任医师，教授，博士研究生导师。现任国家癌症中心副主任，中国医学科学院肿瘤医院副院长，享受国务院特殊津贴，国家卫生健康委突出贡献中青年专家。

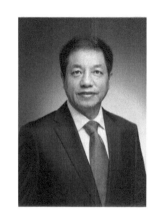

兼任中华医学会外科学分会委员、中华医学会肿瘤学分会常务委员、中国医师协会肝癌专业委员会副主任委员、中华预防医学会肝胆胰疾病预防与控制专业委员会副主任委员、中国医疗保健国际交流促进会结直肠癌肝转移治疗专业委员会主任委员、中国抗癌协会肉瘤专业委员会主任委员、中国医疗保健国际交流促进会肝脏肿瘤分会候任主任委员、北京医学会外科学分会副主任委员、北京肿瘤学会常务理事、中国抗癌协会肝癌专业委员会常务委员、人民卫生出版社系列期刊《肝癌电子杂志》主编。

长期致力于腹部肿瘤的综合治疗及相关转化医学研究。作为课题负责人或主要成员，承担国家科学技术重大专项等国家级课题5项、省部级课题3项，在 *Nature Genetics* 等国内外重要学术期刊发表论文90余篇。荣获国家科学技术进步奖二等奖1项、上海科学技术进步奖一等奖等省部级奖励5项。

主编简介

陈应泰　副主任医师，医学博士，美国耶鲁大学博士后，北京协和医学院硕士研究生导师，北京市科技新星，入选北京市青年拔尖团队，入选国家卫生健康委员会全球卫生人才后备库，全国百篇优秀博士学位论文提名奖获得者，美国癌症研究协会会员，欧洲癌症研究协会会员，中国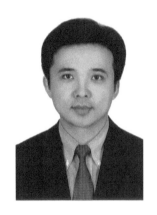医药教育协会腹部肿瘤分会副秘书长，中国医促会胰腺疾病分会第一届青年学组组长，北京肿瘤学会胃癌专业委员会秘书长，中国医促会健康科普分会副秘书长，北京市医学会肿瘤放射治疗分会术中放疗学组常务委员等。

　　擅长胰腺肿瘤、胃癌、胃肠道间质瘤的外科治疗，在胰腺癌综合治疗、胃癌和胃肠道间质瘤微创外科治疗领域有丰富经验。近年来主持国家自然科学基金项目、国家"十三五"重点研发计划项目子课题等多项省部级以上科研课题。在国际高水平学术期刊发表各类论文100余篇，发明专利3项，出版专著1部，获省部级科技奖项3项。

赵东兵　主任医师，教授，博士研究生导师，中国协和医科大学肿瘤学博士学位。国家癌症中心／中国医学科学院肿瘤医院胰胃外科副主任、书记，中国医疗保健国际交流促进会神经内分泌肿瘤分会主任委员，北京肿瘤学会胃癌专业委员会主任委员，北京医学会外科专业委员会胃肠学组副组长，国家远程医疗与互联网中心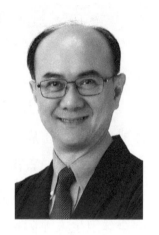胃肠肿瘤专业委员会副主任委员，中国抗癌协会内镜专业委员会常务委员，北京医学会肿瘤分会常务委员，中国抗癌协会胃癌专业委员会委员，中国医师协会外科医师分会肿瘤外科医师委员会委员，国际肝胆胰协会委员，北京市肿瘤治疗质量控制和改进中心专业委员，北京市医疗事故鉴定委员会委员，英国皇家癌症研究所和香港基督教医院访问学者。

擅长胰腺癌、胃癌、胃间质瘤、结直肠癌、神经内分泌肿瘤的诊断和外科治疗。在胃癌淋巴结清扫、结肠癌规范性手术，直肠癌保留功能手术，胰腺十二指肠切除及术后并发症的处理等方面积累了丰富的经验。尤其擅长消化道肿瘤的腹腔镜微创治疗，长期致力于胃、肠、胰肿瘤的微创和综合治疗，力求达到保全功能和肿瘤根治两方面的效果。发表学术研究论文100余篇，获得包括国家自然科学基金在内的多项课题资助。

前　言

　　胰腺肿瘤包括常见的胰腺癌、囊腺瘤、实性假乳头状瘤等，也包括相对少见的神经内分泌肿瘤、黏液腺瘤等。壶腹周围肿瘤是一类解剖部位特殊的肿瘤，包括了源于胰头部、胆总管下段、壶腹部及邻近十二指肠等多个部位的肿瘤。由于胰腺和壶腹周围肿瘤解剖部位相近，临床症状相似，因而在临床中常被纳入一起进行比较。

　　近年来，随着科技发展和学术进步，胰腺和壶腹周围肿瘤的治疗模式和治疗理念也逐渐转变。以手术为单一治疗手段的治疗模式逐渐向综合治疗模式转变，包括术前新辅助治疗、靶向治疗、免疫治疗、转化治疗等，然而，根治性手术仍然是胰腺及壶腹周围肿瘤综合治疗的核心。当前，积极推动胰腺及壶腹周围肿瘤的早诊早治，规范化综合治疗模式已经成为提高疗效的重要突破口。

　　我国幅员辽阔，地区之间的医疗资源和医疗水平存在一定的差异。随着三级诊疗的推进，三级医院更应秉承攻坚克难的精神，主动承担起医疗教育的责任。国家癌症中心/中国医学科学院肿瘤医院拥有六十年的历史积淀和肿瘤临床诊疗经验，对于胰腺及壶腹周围肿瘤的综合治疗一直走在最前沿。因此，本书精心挑选了具有代表性的病例，涵盖了常见的胰头癌、胰体尾癌，以及相对少见的十二指肠壶腹周围癌、神经内分泌肿瘤、囊腺瘤、实性假乳头状瘤、黏液腺瘤、胆总管下段腺癌、十二指肠腺癌、十二指肠间质瘤等。内容上本书紧扣诊疗前沿，包括全腹腔镜手术、功能保留手术、内镜-腹腔镜联合手术、新辅助治疗、靶向治疗、免疫治疗等多个方面。希望能够通过对具体病例的剖析，深化综合治疗理念，普及胰腺及壶腹周围肿瘤的诊断和治疗方法。

为方便临床同道阅读，本书作为中国医学科学院肿瘤医院精选病例系列丛书，在框架结构上坚持由浅入深的原则，从临床资料出发，结合最新研究进展进行病例讨论，方便共同学习与讨论。此外，本书配备了大量图片资料，更能直观地复盘病例特点。我们希望本书不仅是一本经典病例汇编，更希望能够通过对病例的推演讨论，抛砖引玉，引发思考，共同提高胰腺及壶腹周围肿瘤疾病的诊疗水平，进一步促进科研进步和学科发展。

最后，衷心感谢在本书编写过程中相关科室的大力支持和真诚帮助。本书编写过程中，各位编委成员反复讨论，针对难点和争议点认真查阅大量文献，仔细推敲，力求准确，对此表示感谢。书中难免存在纰漏与错误，恳请广大读者批评指正，共同讨论。

目　录

病例 01
胰头癌侵透十二指肠 1 例

病历摘要

患者男性，66 岁。主因"体检发现十二指肠溃疡性病变半个月"入院。

【现病史】 患者半个月前常规体检胃镜检查提示十二指肠降段乳头上方可见溃疡性病变，大小约 1 cm×1.2 cm，与胰腺关系密切。病理活检提示腺癌。患者无不适症状。为求手术治疗，患者来我院就诊。发病以来患者食欲可，睡眠可，大小便正常，体重无明显变化。

【既往史】 既往体健，否认结核、肝炎等传染病史。否认高血压、心脏病及糖尿病病史。对"青霉素、链霉素"过敏，否认

1

其他药物、食物过敏史。否认手术、外伤史。预防接种史不详。

【个人史】 生于原籍，现居住于原籍，离退休人员。否认外地久居史，吸烟 10 余年，20 支 / 天，已戒烟 13 年，无饮酒嗜好，否认疫区疫水接触史，否认毒物及放射性物质接触史。否认冶游史，否认不洁性交史，否认下疳及淋病病史。

【婚育史】 28 岁结婚，育有 1 女，家庭成员体健。

【家族史】 家族中无类似疾病患者，否认其他家族性、遗传性疾病病史。

【体格检查】 全身皮肤黏膜无黄染，浅表淋巴结未触及，腹式呼吸存在，腹部平坦、无包块，无胃肠型及蠕动波，无腹壁静脉曲张，无压痛、反跳痛及肌紧张，无液波震颤及振水音。肠鸣音正常，3 ～ 5 次 / 分。肛门未见异常分泌物，未见窦道开口，未见肛裂及外痔。

【实验室检查】 CA19-9 92.66 U/mL。

【影像学检查】增强 CT（图 1-1）：十二指肠降段占位性病变，考虑恶性，周围可见小淋巴结，大小约 0.5 cm。

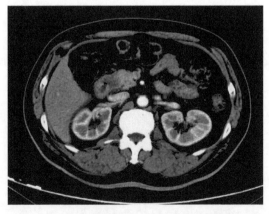

图 1-1　术前 CT 显示十二指肠降段可见低密度软组织影，约 1.7 cm，
病变与胰头分界不清

【治疗经过】　患者完善术前准备，行胰十二指肠切除术（Whipple 手术）。

手术过程：术中探查未见明显腹腔积液，未见明显转移表现。可见十二指肠肿物，大小约 3 cm×2 cm，与胰头粘连紧密，探查胰头部背侧及主动脉和下腔静脉腹侧的间隙未发现受侵表现，胰体尾正常。术中判断肿瘤可切除。依次切除胆囊，离断胆总管，结扎胃十二指肠动脉，胃角水平切断胃远端和标本一并移除。胰腺下缘经肠系膜上静脉与胰后用长弯钳钝性分离其间隙，从胰腺上缘穿出，穿过一根牵引线，沿牵引线切断胰体、出血点予以缝扎。切缘距肿瘤约 1.5 cm，胰管插管。在十二指肠悬带远端 10 cm 处切断空肠，近端结扎。分离胰头钩突：将切断的胰腺头端外翻，仔细将其右后壁与门静脉和肠系膜上静脉相联系的小血管一一结扎、切断，将钩突显露。用左手示指放在胰头和下腔静脉之间，拇指在前，分离结缔组织。分离出钩突后将需要切除的脏器整块切除。移除标本后进行消化道重建，依次进行胰肠、胆肠、胃肠及肠肠吻合。手术顺利，术中未输血。术后患者恢复顺利。

术后病理：胰腺中 - 低分化腺癌，伴有大量坏死，可见脉管瘤栓及神经侵犯。肿瘤大小 3.5 cm×2.3 cm×1.8 cm，肿瘤侵透胰腺被膜达周围脂肪组织，并侵犯十二指肠壁全层，邻近但未累及胆总管。切缘阴性。可见淋巴结转移癌（3/31）。病理分期：pT3N1。

术后患者行辅助化学治疗（简称化疗），具体方案如下：5- 氟尿嘧啶 + 亚叶酸钙 + 伊立替康 + 奥沙利铂（FOLFIRINOX）方案 3 个周期；白蛋白紫杉醇 + 吉西他滨（AG）方案 2 个周期；替吉奥（S-1）单药口服 12 个周期。患者术后规律复查，术后 16 个月复查 CT 未见明显复发转移（图 1-2），肿瘤标志物正常，目前无复发转移，无病生存时间 36 个月。

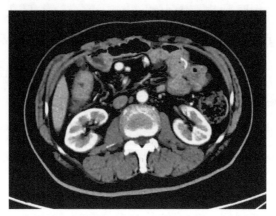

图 1-2　术后 16 个月复查 CT 未见明显复发转移

病例分析

　　近年来，胰腺癌的发病率及死亡率逐年上升，由于其恶性程度高，死亡率高，胰腺癌已成为世界范围内重要的健康负担之一。据最新数据显示，2020 年全球胰腺癌新增患者数达 495 773 例，死亡患者数达 466 003 例，据估计，在 2025 年，胰腺癌将超越乳腺癌成为第三大肿瘤致死原因。而根据中国国家癌症中心最新统计数据显示，2020 年我国新发胰腺癌病例数为 124 994 例，死亡病例数为 70 000 例，发病以城市为主，居大城市（如北京、上海）人群恶性肿瘤死亡率的第 6 位。胰腺癌早期症状不明显，同时恶性程度高，因而 80%～85% 的胰腺癌患者被诊断时已为进展期或晚期，丧失了手术机会。

　　胰腺癌的治疗目前仍然采取手术、化疗及放射治疗（放疗）、靶向及免疫治疗在内的多模式治疗。手术加术后辅助化疗仍然是治疗中的核心，而 R0 切除是保证手术质量的关键。对于可切除胰腺癌，根治性手术后患者的生存情况明显改善。但是尽管如此，胰腺癌的手术切除率较低，即使 I 期及 II 期的患者，手术的切除率仍然不超过 70%。而对于交界可切除的胰腺癌患者，少部分医院能够通过血管切除或者血管置换将手术切除率提高，但是大部分患者则没有手术机会。有研究显示，对于 I 期胰腺癌患者，手术切除后患者的 5 年生存率达到 24.6%，而未接受手术的 I 期胰腺癌患者 5 年生存率与进展期及晚期患者相似，仅仅为 2.9%。由于胰腺癌手术创伤大，围手术期死亡风险高，因而高龄和医疗机构的手术经验成为限制可切除胰腺癌患者手术切除率的重要原因。随着微创技术的发展，腹腔镜及机器人胰十二指肠切除术也逐渐被认可。近年来国内外多项研究比较了开放手术与腹腔镜手术及机器人手术的近期疗效。研究发现，腹腔镜手术及机器人手术在降低术中出血量、减少手术并发症及住院时间等方面显示出了优势，但是由于缺少长期的生存数据，腹腔镜手术及机器人手术是否能够给患者带来生存获益仍然需要进一步的研究。针对老年患者手术率低的问题，一项多中心的研究表明，老年患者接受腹腔镜胰十二指肠切除术的安全性与年轻患者无明显差异。因此，相比于开放手术，微创手术在多项围手术期指标上具有一定优势，同时或许能够提高老年患者的手术率。但微创手术是否能给患者带来生存上的获益，仍有待前瞻性随机对照试验进行探究。

对于手术后的患者，如无明显禁忌证，均应推荐辅助化疗。胰腺癌术后辅助化疗的常用方案有：奥沙利铂＋伊立替康＋5-氟尿嘧啶（mFOLFIRNOX）、吉西他滨（GEM）＋卡培他滨、GEM、

笔记

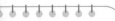

替吉奥。在《中国胰腺癌综合诊治指南（2020版）》中推荐术后完成6～8个周期的辅助化疗。近年来，新辅助化疗在胰腺癌中的应用逐渐被认可。研究显示新辅助化疗能够给部分交界性可切除患者和局部进展型患者带来手术切除的机会，同时提高患者生存时间。然而，新辅助化疗方案目前尚无定论，不同的新辅助化疗方案可能对患者的生存产生较大影响。最近的研究显示，采用FOLFIRINOX和AG方案的新辅助化疗均不能提高胰腺癌患者的生存时间。对于新辅助化疗的探索是目前临床中的一个重要问题，我们还需要更多的临床试验来进一步研究这一问题。

对于不可切除的进展期胰腺癌和远传转移的晚期胰腺癌，治疗方式有限，目前仍以化疗为主。可选择的化疗方案有：mFOLFIRINOX、FOLFIRINOX或GEM联合顺铂等含铂方案。对于高度微卫星不稳定型（MSI-H）或错配修复功能缺陷型（dMMR）的胰腺癌，在二线治疗中可考虑联合使用PD-1抗体免疫治疗。

胰腺癌对放疗不敏感。胰腺癌的放疗必须和化疗联合进行。有研究显示，新辅助放化疗联合能够增加交界可切除胰腺癌的R0切除率。由于腹腔脏器对于放疗耐受差，因而，胰腺癌的放疗不宜使用大剂量。胰腺癌的术后放疗仍有争议，对于术后肿瘤有残留的患者可使用术后辅助放化疗。对于不可切除的胰腺癌患者，目前尚无高级别的临床证据证明放疗能使患者生存获益。但是对于部分患者，姑息性放疗在缓解患者症状方面具有一定的价值。

专家点评

胰腺癌是一种恶性程度高的肿瘤，部分患者由于胰腺癌侵犯十二指肠可表现为十二指肠溃疡及十二指肠梗阻。早期诊断及治疗仍然是提高胰腺癌疗效的关键措施。对于可切除胰头癌，标准的胰十二指肠切除术是综合治疗中的核心。对于手术后的患者，如无明确化疗禁忌证，标准的辅助化疗对提高患者疗效具有重要价值。然而，在选择术后辅助化疗的方案及治疗周期时也应根据患者的身体状况等进行综合判断，个体化指导患者术后治疗，使患者真正获益。

病例提供者：张晓杰　赵东兵

点评专家：陈应泰

参考文献

[1] SUNG H，FERLAY J，SIEGEL R L，et al. Global cancer statistics 2020：GLOBOCAN estimates of incidence and mortality worldwide for 36 cancers in 185 countries. CA Cancer J Clin，2021，71（3）：209-249.

[2] 中国抗癌协会胰腺癌专业委员会. 中国胰腺癌综合诊治指南（2020 版）. 中华外科杂志，2021，59（2）：81-100.

[3] SIEGEL R L，MILLER K D，JEMAL A. Cancer statistics，2020. CA Cancer J Clin，2020，70（1）：7-30.

[4] STROBEL O，NEOPTOLEMOS J，JÄGER D，et al. Optimizing the outcomes of pancreatic cancer surgery. Nat Rev Clin Oncol，2019，16（1）：11-26.

[5] HUANG L，JANSEN L，BALAVARCA Y，et al. Resection of pancreatic cancer in Europe and USA：an international large-scale study highlighting large variations. Gut，2019，68（1）：130-139.

[6] BILIMORIA K Y，BENTREM D J，KO C Y，et al. National failure to operate on early stage pancreatic cancer. Ann Surg，2007，246（2）：173-180.

[7] GOOIKER G A，LEMMENS V E P P，BESSELINK M G，et al. Impact of centralization of pancreatic cancer surgery on resection rates and survival. Br J

Surg，2014，101（8）：1000-1005.

[8] LIDSKY M E，SUN Z F，NUSSBAUM D P，et al. Going the extra Mile：improved survival for pancreatic cancer patients traveling to high-volume centers. Ann Surg，2017，266（2）：333-338.

[9] VAN OOSTEN A F，DING D，HABIB J R，et al. Perioperative outcomes of robotic pancreaticoduodenectomy：a propensity-matched analysis to open and laparoscopic pancreaticoduodenectomy. J Gastrointest Surg，2021，25（7）：1795-1804.

[10] MAZZOLA M，GIANI A，CRIPPA J，et al. Totally laparoscopic versus open pancreaticoduodenectomy：a propensity score matching analysis of short-term outcomes. Eur J Surg Oncol，2021，47（3）：674-680.

[11] HENDI M，MOU Y P，LU C，et al. Laparoscopic pancreaticodoudenectomy：an excellent approach in elderly patients，a multicenter，comparative study. Medicine，2020，99（38）：e22175.

[12] VERSTEIJNE E，VOGEL J A，BESSELINK M G，et al. Meta-analysis comparing upfront surgery with neoadjuvant treatment in patients with resectable or borderline resectable pancreatic cancer. Br J Surg，2018，105（8）：946-958.

[13] WOLFE A R，PRABHAKAR D，YILDIZ V O，et al. Neoadjuvant-modified FOLFIRINOX vs nab-paclitaxel plus gemcitabine for borderline resectable or locally advanced pancreatic cancer patients who achieved surgical resection. Cancer Med，2020，9（13）：4711-4723.

[14] PERRI G，PRAKASH L，QIAO W，et al. Response and survival associated with first-line FOLFIRINOX vs gemcitabine and nab-paclitaxel chemotherapy for localized pancreatic ductal adenocarcinoma. JAMA Surg，2020，155（9）：832-839.

[15] 唐榕，施思，张波，等. 2020 年胰腺癌研究及诊疗新进展. 中国癌症杂志，2021，31（1）：1-10.

病例 02
胰头癌侵犯结肠血管行胰十二指肠切除联合右半结肠切除术 1 例

病历摘要

患者男性，65 岁。主因"左上腹疼痛 2 月余"就诊。

【现病史】 患者于 2 个月前无诱因出现左侧上腹部疼痛，不剧烈但持续存在，伴有食欲减退，无恶心、呕吐、无发热。外院 CT 检查发现胰头部肿物。为求进一步治疗，收入我院。患者患病以来精神可，饮食尚可，大小便正常，无发热，患者近期体重下降约 10 kg。

【既往史】 既往体健，否认结核、肝炎等传染病史，高血压 20 余年、冠心病 12 年，无糖尿病病史。否认食物过敏史、磺胺类药物过敏史，否认外伤史。2008 年及 2010 年分别行两次冠脉支架置入术。预防接种史不详。

【个人史】 生于临汾，现居临汾。工人。无烟酒嗜好，否认疫区疫水接触史，否认毒物及放射性物质接触史，否认冶游史。

【婚育史】 26 岁结婚，育有 1 子 1 女。

【家族史】 家族中无类似疾病患者，否认其他家族性、遗传性疾病病史。

【实验室检查】 肿瘤标志物：CA24-2 ＞ 150 U/mL；CA19-9 222.0 U/mL；CEA 5.55 ng/mL。

【影像学检查】 CT 检查（2020-07-03，图 2-1）：胰头区低密度结节影，边界不清，范围约 2.1 cm × 2.0 cm（图 2-1A），增强扫描轻度强化，强化程度低于周围胰腺组织，病变周围脂肪间隙略模糊，与邻近十二指肠分界不清，贴邻十二指肠上静脉；病变远端主胰管扩张，考虑恶性。腹膜后散在小淋巴结，大者短径约 0.3 cm（图 2-1B），腹、盆腔未见明确肿大淋巴结。

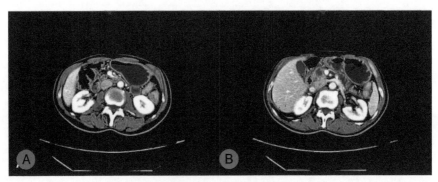

A：CT 可见胰头区低密度结节影；B：CT 见腹膜后散在小淋巴结。
图 2-1 增强 CT

【治疗经过】

完善相关检查，患者无手术禁忌证。2020-07-28 全身麻醉下行腹腔镜探查＋胰十二指肠切除术＋右半结肠切除术。常规消毒铺巾，分别取脐下、左右两侧上腹部及中腹部切口置入 Trocar，建立气腹，取上腹正中左侧绕脐切口长约 25 cm，切开皮肤、皮下，经腹直线进腹顺利。

术中探查：探查外侧，切开十二指肠外侧腹膜，将十二指肠及胰头向内翻转，见肿瘤位于胰头部，直径约 2.5 cm，胰头部背侧、主动脉和下腔静脉腹侧的间隙未受侵，胰体尾较硬；探查下侧，切开胃结肠韧带，在胰颈部下缘切开后腹膜，显露肠系膜上静脉，游离胰腺与肠系膜上静脉的间隙，见肠系膜上静脉及动脉受侵；探查上侧，切开胃十二指肠韧带，显露肝总动脉，结扎、切断胃右动脉，解剖胰腺上缘的背侧，沿门静脉腹侧向下分离，胰后间隙存在，至此判断胰腺可切除。

主要步骤：①切断胆总管：结扎切断胃十二指肠动脉及幽门上区的各小血管分支，清除肝十二指肠韧带内及幽门上淋巴结。显露胆总管，在十二指肠上缘切断胆总管。消除肝总动脉、胃左动脉及腹腔动脉周围淋巴结。②切除胆囊：由胆囊底部向颈部分离胆囊，结扎胆囊管和胆囊动脉，切除胆囊。③切断胃：在胃角水平切断胃，远端随病变一并切除。④切断胰体：在胰腺下缘经肠系膜上静脉与胰后分离其间隙，从胰腺上缘穿出，穿过一根牵引线，沿牵引线切断胰体、缝扎出血点。切缘距肿瘤约 1.5 cm，胰管插管。⑤胰腺肿瘤侵犯结肠中静脉，仔细分离后判断肿瘤侵犯严重，无法正常分离，结扎结肠中静脉，钝性分离周围组织。⑥切断空肠：在十二指肠悬韧带远端 10 cm 处切断空肠，近端结扎。⑦分离胰头钩突：将切断的胰腺头端外翻，将胰腺右后壁与门静脉和肠系膜上静脉相联系的小血管一一结扎，显露钩突。分离胰头和下腔静脉之间的结缔组织，将需要切除的脏器整块切除，仔细止血。⑧右半结肠切除：判断横结肠血运状态差，切除血运受影响的结肠。切断右侧大网膜，自胃结肠韧带处由内向外一次切断大网膜及大网膜与周围粘连的组织，游离右侧横结肠；切断右膈结肠韧带，游离结肠肝区；切开腹壁腹膜及右侧膈结肠韧带，剥离 Toldt 筋膜，显露肠系膜上血管，完全游离升结肠，观察血运状态，结扎两端之间的血管主干。沿肠系膜上静脉，显露回结肠静脉、右结肠静脉、结肠中静脉及相应动脉，在根部分别结扎中断。切断回肠、横结肠。

重建消化道：①距空肠断端 1 cm 处，行空肠－胰腺端端套入吻合；②切除胆囊，距空肠断端 10 cm 处，行空肠－胆总管端侧吻合；③距胆总管吻合口约 20 cm 处，行结肠后胃空肠吻合，再行 Braun 侧侧吻合；④行回肠横结肠端端吻合，仔细缝合小肠系膜及横结肠系膜之间的缺损，闭合肠系膜上静脉前方的腹膜；⑤将营养管放入远端空肠，胃管放入近端空肠减压。间断加固胃肠、肠肠吻合口，于胰空肠吻合口上下、胆肠吻合口、胃肠吻合口共放置 4 根引流管，胆道内留置支架管。

术中出现的情况及处理：术中发现胰腺肿瘤侵犯包裹肠系膜上静脉及动脉、结肠中静脉，仔细分离出肠系膜上动静脉；结肠中静脉侵犯严重，无法正常分离，遂结扎结肠中静脉，观察横结肠血运状态后决定切除横结肠。

术后病理：送检胰十二指肠切除标本，术后病理回报胰腺低分化腺癌，肿瘤最大径 3.8 cm，累及胰头周围软组织，并侵及烧灼切缘组织。肿瘤累及十二指肠壁达黏膜下，未累及十二指肠大乳头及胆总管，可见神经侵犯及脉管瘤栓。胃切缘、十二指肠切缘、胆总管切缘及胰腺切缘均未见癌。胆囊、腹膜后组织、右半结肠及阑尾均未见肿瘤。淋巴结转移性癌（1/29）。pTNM 分期：

pT2N1（ⅡB）。免疫组化结果显示：BRAF-V600E（－），C-MET（＋＋），HER2（－），MLH1（＋），MSH6（＋），PMS2（＋）。

病例分析

胰腺癌是癌症相关死亡的第七大原因，每年在全球造成331 000多人死亡。在许多发达国家和发展中国家，其发病率逐年增加，预计到2030年将成为第二大癌症。中国国家癌症中心2017年统计数据显示，胰腺癌居我国男性恶性肿瘤发病率的第7位、女性的第11位，占恶性肿瘤相关病死率的第6位。胰腺癌预后极差，根据标准治疗，5年总生存率（OS）低于5%，1年总生存率为24%。胰腺癌是临床治疗较为困难的肿瘤，近年来，以外科手术为基础多学科综合治疗的治疗模式提高了胰腺癌患者的生存率。胰腺癌的规范化治疗是提高生存率和改善预后的关键，主要包括手术及术后并发症的治疗，术前或者术后的化学治疗、放射治疗、免疫治疗等。

1. 手术治疗

胰腺癌的外科切除术是非转移性疾病患者的主要治疗方法。由于胰腺的解剖学特点，胰腺癌临床表现不典型，缺乏高特异性的肿瘤标志物和影像学表现，只有20%左右的患者在发现时尚有切除的机会。外科医师的目标是实现肿瘤完全切除，即R0切除（肉眼或镜下无肿瘤细胞残存的证据）。大多数研究表明R1切除（镜下可见肿瘤细胞残存）或R2切除（肉眼可见肿瘤残存）与长期生存率的降低相关。在最新的ESMO指南中，R0切除的新定义包括无癌边缘为1 mm，无癌边缘＜1 mm定义为R1。海德堡医疗中心的作者比较了根据不同定义的R0进行分组的患者预后信息（R0：无瘤边缘 > 1 mm 平均生存期为 41.6 个月，5 年生存率为 37.7% *vs.* R0：无瘤边缘 > 0 mm 平均生存率为 33.7 个月，5 年生存率为 33.6%），第一组的生存时间有统计学上的显著增加，证实了新标准的临床意义。

R0 切除的实现和预后的提高，需要术前、术中及术后的严格管理。

术前利用 CT、EUS、MRI 等影像学检查，在 MDT 模式下，通过评估肿瘤周围主要血管是否受累、是否合并远处转移及能否达到 R0 切除来判断其分期（表 2-1）和可切除性，将其分为可切除、交界可切除和不可切除 3 种类型（表 2-2）（证据等级：高；推荐强度：强烈推荐）。

表 2-1　美国癌症联合委员会胰腺癌分期标准

原发肿瘤（T）		远处转移（M）	
Tx	原发肿瘤无法评估	M0	无远处转移
T0	无原发肿瘤的证据	M1	有远处转移
Tis	原位癌（包括高级别胰腺上皮内瘤变）	分期	
T1	肿瘤局限于胰腺内，最大径 ≤ 2.0 cm	0 期	Tis N0 M0
T1a	肿瘤局限于胰腺内，最大径 ≤ 0.5 cm	IA 期	T1 N0 M0
T1b	肿瘤局限于胰腺内，0.5 cm < 最大径 ≤ 1.0 cm	ⅠB 期	T2 N0 M0
T1c	肿瘤局限于胰腺内，1.0 cm < 最大径 ≤ 2.0 cm	ⅡA 期	T3 N0 M0
T2	肿瘤局限于胰腺内，2.0 cm < 最大径 ≤ 4.0 cm	ⅡB 期	T1 ～ T3 N1 M0
T3	肿瘤最大径 > 4.0 cm	Ⅲ期	T4 任何 N M0
T4	肿瘤不论大小，侵犯腹腔干、肠系膜上动脉和（或）肝总动脉		任何 T N2 M0
区域淋巴结（N）		Ⅳ期	任何 T 任何 N M1
Nx	区域淋巴结无法评估		
N0	无区域淋巴结转移		
N1	有 1 ～ 3 枚区域淋巴结转移		
N2	有 > 3 枚区域淋巴结转移		

表 2-2 美国国立综合癌症网络胰腺癌可切除性的影像学评估

可切除状态	动脉	静脉
可切除胰腺癌	肿瘤未触及腹腔干、肠系膜上动脉或肝总动脉	肿瘤未触及肠系膜上静脉或门静脉，或有触及但未＞180°，且静脉轮廓规则
交界可切除胰腺癌	胰头和胰颈部肿瘤：肿瘤触及肝总动脉，但未累及腹腔干或左右肝动脉起始部，可以被完全切除并重建；肿瘤触及肠系膜上动脉，但没有＞180°；若合并动脉解剖变异如副肝右动脉、替代肝右动脉、替代肝总动脉等，应注意明确是否受累及受累范围，可能影响手术决策	胰头和胰颈部肿瘤：肿瘤触及肠系膜上静脉或门静脉＞180°或触及范围虽未＞180°，但静脉轮廓不规则或存在静脉血栓，切除后可行静脉重建；肿瘤触及下腔静脉
	胰体/尾部肿瘤：肿瘤触及腹腔干未＞180°；肿瘤触及腹腔干＞180°，但未触及腹主动脉，且胃十二指肠动脉未受累（有学者认为这种情况属于局部进展期范畴）	胰体或尾部肿瘤：肿瘤触及脾静脉门静脉汇入处，或门静脉左侧有触及但未＞180°，静脉轮廓不规则；受累血管可完整切除，其远近端可行安全重建；肿瘤触及下腔静脉
不可切除胰腺癌局部进展期	胰头和胰颈部肿瘤：肿瘤触及肠系膜上动脉＞180°；肿瘤触及腹腔干＞180°	胰头和胰颈部肿瘤：肿瘤侵犯或栓塞（瘤栓或血栓）导致肠系膜上静脉或门静脉不可切除重建；肿瘤大范围触及肠系膜上静脉远侧空肠引流支
	胰体或尾部肿瘤：肿瘤触及肠系膜上动脉或腹腔干＞180°；腹腔干及腹主动脉受累	胰体/尾部肿瘤：肿瘤侵犯或栓塞（瘤栓或血栓）导致肠系膜上静脉或门静脉无法切除重建
合并远处转移	远处转移（包括切除范围以外淋巴结转移）	远处转移（包括切除范围以外淋巴结转移）

　　姑息性切除或者 R2 切除应该予以避免，患者要承担术后合并症和肿瘤很快扩散的风险，不仅没有改善患者预后，反而降低患者生存率。在手术前应先进行腹腔镜探查，来探及影像学并未发现的微小转移灶，这将有效避免姑息性切除及术后微小残留病灶的复发导致的手术失败。腹腔镜探查后，发现影像学未发现的胰腺癌腹腔微小转移灶的阳性率为 11% ～ 56%。

　　可切除胰头癌的标准手术治疗是胰十二指肠切除术（Kausch-Whipple）或保留幽门的 Traverso-Longmire 术式。在经典的 Whipple 术式中，胃将被切除 1/2，而在保留幽门的 Traverso-

Longmire 术中，十二指肠在幽门后 2 ~ 3 cm 处被切开。有学者在 2016 年发表了一篇比较术后生存、术后死亡率、并发症和生活质量的系统综述，发现两种方法之间没有统计学差异。同时术中需确定所有的切缘为阴性，反复冰冻切片是保证 R0 切除的重要手段。

从手术操作的角度来看，最困难且最重要的部分是胰腺头部与肠系膜动脉的分离。实现切缘阴性必须侧重于在术中对病变进行细致的血管周围剥离，识别需要切除和（或）重建的血管，以及可能需要切除的胰腺外器官。联合血管切除的胰腺癌根治术，特别是肠系膜上静脉和门静脉，现在正被经验丰富的胰腺外科医师普遍应用。胰腺肿瘤侵犯血管以前被认为是局部晚期和不可切除的疾病，但是对于仅肠系膜上静脉-门静脉受累且可切除重建的交界可切除胰腺癌患者，在全身系统治疗的基础上联合将肠系膜上静脉和（或）门静脉切除的胰十二指肠切除术，如能达到 R0 切除，患者预后与标准手术组无显著差异，明显优于仅行姑息手术的患者（证据等级：中；推荐强度：强烈推荐）。有来自大样本、具有丰富经验的单中心临床研究数据表明，行静脉切除术与否的死亡率没有差异，但接受静脉切除的患者通常比没有血管重建的患者有更严重的围手术期并发症。来自美国国家手术质量改善项目的全国性调查数据和 2019 年的 一项 Meta 分析结果显示，静脉切除可能伴随着更高的死亡率、更高的围手术期并发症发生率和更差的预后。术后胆瘘、胃排空障碍、再手术率和腹腔出血发生率等均高于标准手术组。原因可能是侵犯血管的患者分期更晚，基础状况更差，肿瘤体积更大或者侵袭性更高。

术中清扫以下淋巴结被认为是标准的淋巴结切除术：5、6、

笔记

8a、12b1、12b2、12c、13a、13b、14a、14b、17a 和 17b。在此基础上，清扫 8p、9、12a、12p、14p、14d、16a2、16b1，称为淋巴结扩大清扫术。2014 年，国际胰腺手术研究小组得出结论，不推荐扩大根治性淋巴结切除术。Staerkle 等进行的 Meta 分析中纳入了 843 例胰腺癌患者，通过对比淋巴结清扫范围得出结论，围手术期病死率及总生存期无差异。但是与标准淋巴结清扫组比较，扩大淋巴结清扫组患者手术时间延长，术中出血量增多。所以，在非研究的治疗过程中，应进行标准淋巴结清扫术。

胰腺切除术后常见的并发症包括出血、胃排空延迟和胃肠吻合口瘘（胃空肠吻合瘘、胆空肠吻合瘘、胰空肠吻合瘘）。在所有胰切除术后并发症中，胰瘘仍然是最常见的，胰十二指肠切除术后 15% 的患者发生胰腺瘘，胰腺切除术后超过一半的死亡率可能与胰瘘直接相关。处理胰瘘的关键是控制外引流。

2. 化学治疗

化学治疗包括术前的新辅助化疗和术后的辅助化疗。虽然手术为胰腺癌患者提供了唯一的治愈机会，但即使是边缘阴性的胰腺切除术后，患者的生存率也令人失望，这表明了这种疾病的强侵袭性和需要有效的辅助治疗。

2003 年，国家综合癌症网络引入了胰腺癌的"边缘性可切除"分类，指的是原发肿瘤涉及附近结构的肿瘤，既不能明显切除，也不是明显不可切除的。对这组新辅助化疗患者的积极管理使手术成为其治疗的可行措施，并可能提高选定患者的生存率。研究表明，新辅助化疗有助于提高交界可切除胰腺癌患者的 R0 切除率，改善患者的生存率。这也逐渐在很多胰腺癌治疗中心成为一个新的标准。新辅助化疗的潜在好处包括增加能够进行手术切除

笔记

的局部晚期疾病患者的数量，对系统性微转移性疾病进行早期治疗，同时新辅助化疗在无病生存、R0 切除率、低病理淋巴结、神经周围浸润和静脉浸润等次要终点均有意义。但是可切除胰腺癌患者并不能从新辅助化疗中获益，故不作为推荐方案。目前尚无明确的最佳新辅助化疗方案，可选择的方案包括 FOLFIRINOX 及其改良方案或联合序贯放化疗、白蛋白紫杉醇联合吉西他滨方案或联合序贯放化疗等。

在 20% 的诊断为局部胰腺癌可切除的患者中，该疾病在 2 年内复发高达 80%。因此，提倡用辅助治疗提高患者术后长期生存的比例。先前的多个临床试验调查了多种辅助治疗方案的临床结果。然而，最佳的多学科治疗策略仍存在争议。国家综合癌症网络（National Comprehensive Cancer Network，NCCN）和美国临床肿瘤学会（American Society of Clinical Oncology，ASCO）都建议对未经术前治疗而进行手术切除的胰腺癌患者进行 6 个月的系统性辅助治疗。目前，辅助治疗方案包括改良 FOLFIRINOX、吉西他滨和卡培他滨，以及单药吉西他滨或 5- 氟尿嘧啶。多项大规模随机临床试验的结果显示，术后使用 5- 氟尿嘧啶或吉西他滨进行化疗，可以提高患者的总体生存时间。 S-1 是一种口服 5- 氟尿嘧啶前药，在 JASPAC-01 试验后，现在是亚洲国家的标准辅助治疗选择。PRODIGE-24 试验将胰腺癌切除患者随机分为两组，一组接受改良的 FOLFIRINOX（5- 氟尿嘧啶、亚叶酸钙、伊立替康和奥沙利铂）治疗，另一组接受吉西他滨治疗，改良 FOLFIRINOX 组的中位无病生存期为 21.6 个月，吉西他滨组的中位无病生存期为 12.8 个月。PRODIGE-24 试验的最新发现强调了新的多药方案可以提高生存率。

3.放射治疗和靶向治疗

随着更积极的化疗方案的发展及放射技术的持续进展，胰腺癌的放射治疗正在不断发展。虽然20世纪80年代发表的早期结果报告了术后给予40 Gy分割疗程辅助放疗 +5- 氟尿嘧啶的生存获益，但随后的欧洲研究表明，没有临床效益与术后治疗相关，在最坏的情况下，辅助放疗与更差的结果相关。目前暂不推荐术后进行单独放疗。局部晚期胰腺癌有很高的隐匿转移率，在考虑放疗前通常受益于一个疗程的诱导化疗。在最近一项前瞻性系列研究中，患者最初被随机分为吉西他滨或吉西他滨加厄洛替尼组，该方案无进展的患者随后被随机分为卡培他滨放化疗和单独化疗组。虽然该研究没有显示放疗对于生存率有好处，但卡培他滨放化疗组与单独化疗组相比，局部复发率和治疗恢复的时间均有显著改善。上述结论仍需在未来更大样本量的前瞻性临床研究中进一步证实。

许多靶向药物已被评估可单独或联合化疗使用治疗转移性胰腺癌。不幸的是，大多数药物迄今为止都未能提高患者的生存率。在试验中测试的靶向化合物包括抗血管生成药物，如血管内皮生长因子（vascular endothelial growth factor，VEGF）抑制剂贝伐单抗和阿夫利塞普，以及具有抗血管生成活性的多激酶抑制剂，如舒尼替尼、索拉非尼和阿昔替尼。据推测，抗血管生成靶向药物对胰腺癌无效可能主要是由于胰腺癌的癌细胞周围间质呈低血供的特征。

专家点评

　　胰十二指肠切除术是目前胰头癌的标准根治手术方式。由于胰腺癌有侵袭性生长的特点，许多胰头癌与周围血管关系密切。应当依靠术前影像学和术中探查情况充分评估血管受侵情况，尽可能实现肿瘤的 R0 切除。此外，由于胰腺癌的高复发性，根治术后的无禁忌证的胰腺癌患者均应进行术后辅助治疗及定期复查。

病例提供者：王晚晴　陈应泰

点评专家：赵东兵

参考文献

[1] ILIC M，ILIC I. Epidemiology of pancreatic cancer. World J Gastroenterol，2016，22（44）：9694-9705.

[2] RAHIB L，SMITH B D，AIZENBERG R，et al. Projecting cancer incidence and deaths to 2030：the unexpected burden of thyroid，liver，and pancreas cancers in the United States. Cancer Res，2014，74（11）：2913-2921.

[3] CHEN X，YI B，LIU Z T，et al. Global，regional and national burden of pancreatic cancer，1990 to 2017：results from the global burden of disease study 2017. Pancreatology，2020，20（3）：462-469.

[4] SIEGEL R L，MILLER K D，JEMAL A. Cancer statistics，2015. CA Cancer J Clin，2015，65（1）：5-29.

[5] REYES-GIBBY C C，CHAN W，ABBRUZZESE J L，et al. Patterns of self-reported symptoms in pancreatic cancer patients receiving chemoradiation. J Pain Symptom Manage，2007，34（3）：244-252.

[6] HOWARD T J，KRUG J E，YU J，et al. A margin-negative R0 resection accomplished with minimal postoperative complications is the surgeon's contribution to long-term survival in pancreatic cancer. J Gastrointest Surg，2006，10（10）：1338-1345，

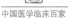

discussion 1345-1346.

[7] DUCREUX M，CUHNA A S，CARAMELLA C，et al. Cancer of the pancreas：ESMO clinical practice guidelines for diagnosis，treatment and follow-up. Ann Oncol，2015，26（Suppl 5）：v56-v68.

[8] STROBEL O，HANK T，HINZ U，et al. Pancreatic cancer surgery: the new R-status counts. Ann Surg，2017，265（3）：565-573.

[9] 中华医学会外科学分会胰腺外科学组.中国胰腺癌诊治指南（2021）.中国实用外科杂志，2021，41（7）：725-738.

[10] ALLEN V B，GURUSAMY K S，TAKWOINGI Y， et al.Davidson, diagnostic accuracy of laparoscopy following computed tomography（CT）scanning for assessing the resectability with curative intent in pancreatic and periampullary cancer.Cochrane Database Syst Rev，2016，7（7）：CD009323.

[11] HÜTTNER F J，FITZMAURICE C，SCHWARZER G，et al. Pylorus-preserving pancreaticoduodenectomy（pp Whipple）versus pancreaticoduodenectomy（classic Whipple）for surgical treatment of periampullary and pancreatic carcinoma. Cochrane Database Syst Rev，2016，2（2）：CD006053.

[12] INOUE Y，SAIURA A，YOSHIOKA R，et al. Pancreatoduodenectomy with systematic mesopancreas dissection using a supracolic anterior artery-first approach. Ann Surg，2015，262（6）：1092-1101.

[13] TEMPERO M A，MALAFA M P，AL-HAWARY M， et al. Pancreatic adenocarcinoma，version 2.2021，NCCN clinical practice guidelines in oncology. J Natl Compr Canc Netw，2021，19（4）：439-457.

[14] CASTLEBERRY A W，WHITE R R，DE LA FUENTE S G， et al. The impact of vascular resection on early postoperative outcomes after pancreaticoduodenectomy：an analysis of the American college of surgeons national surgical quality improvement program database. Ann Surg Oncol，2012，19（13）：4068-4077.

[15] PENG C，ZHOU D，MENG L J，et al. The value of combined vein resection in pancreaticoduodenectomy for pancreatic head carcinoma：a meta-analysis. BMC Surg，2019，19（1）：84.

[16] TOL J AMG, GOUMA D J, BASSI C, et al. Definition of a standard lymphadenectomy in surgery for pancreatic ductal adenocarcinoma: a consensus statement by the international study group on pancreatic surgery (ISGPS). Surgery, 2014, 156 (3): 591-600.

[17] STAERKLE R F, VUILLE-DIT-BILLE R N, SOLL C, et al. Extended lymph node resection versus standard resection for pancreatic and periampullary adenocarcinoma. Cochrane Database Syst Rev, 2021, 1 (1): CD011490.

[18] BEANE J D, HOUSE M G, MILLER A, et al. Optimal management of delayed gastric emptying after pancreatectomy: an analysis of 1,089 patients. Surgery, 2014, 156 (4): 939-948.

[19] ZYROMSKI N J, VIEIRA C, STECKER M, et al. Improved outcomes in postoperative and pancreatitis-related visceral pseudoaneurysms. J Gastrointest Surg, 2007, 11 (1): 50-55.

[20] MCMILLAN M T, VOLLMER C M, ASBUN H J, et al. The characterization and prediction of ISGPF grade C fistulas following pancreatoduodenectomy. J Gastrointest Surg, 2016, 20 (2): 262-276.

[21] CEPPA E P, MCCURDY R M, BECERRA D C, et al. Does pancreatic stump closure method influence distal pancreatectomy outcomes? J Gastrointest Surg, 2015, 19 (8): 1449-1456.

[22] VERSTEIJNE E, SUKER M, GROOTHUIS K, et al. Preoperative chemoradiotherapy versus immediate surgery for resectable and borderline resectable pancreatic cancer: results of the Dutch randomized phase Ⅲ PREOPANC trial. J Clin Oncol, 2020, 38 (16): 1763-1773.

[23] JANG J Y, HAN Y, LEE H, et al. Oncological benefits of neoadjuvant chemoradiation with gemcitabine versus upfront surgery in patients with borderline resectable pancreatic cancer. Ann Surg, 2018, 268 (2): 215-222.

[24] HEINEMANN V, BOECK S. Perioperative management of pancreatic cancer. Ann Oncol, 2008, 19 (Suppl 7): vii273-vii278.

[25] OBERSTEIN P E, OLIVE K P. Pancreatic cancer: why is it so hard to treat?

Therap Adv Gastroenterol，2013，6（4）：321-337.

[26] SHIBATA K，MATSUMOTO T，YADA K，et al. Factors predicting recurrence after resection of pancreatic ductal carcinoma. Pancreas，2005，31（1）：69-73.

[27] KHORANA A A，MCKERNIN S E，BERLIN J，et al. Potentially curable pancreatic adenocarcinoma：ASCO clinical practice guideline update. J Clin Oncol，2019，37（23）：2082-2088.

[28] HERMAN J M，SWARTZ M J，HSU C C，et al. Analysis of fluorouracil-based adjuvant chemotherapy and radiation after pancreaticoduodenectomy for ductal adenocarcinoma of the pancreas：results of a large，prospectively collected database at the Johns Hopkins hospital. J Clin Oncol，2008，26（21）：3503-3510.

[29] UESAKA K，BOKU N，FUKUTOMI A，et al. Adjuvant chemotherapy of S-1 versus gemcitabine for resected pancreatic cancer：a phase 3，open-label，randomised，non-inferiority trial（JASPAC 01）. Lancet，2016，388（10041）：248-257.

[30] CONROY T，HAMMEL P，HEBBAR M，et al. FOLFIRINOX or gemcitabine as adjuvant therapy for pancreatic cancer. N Engl J Med，2018，379（25）：2395-2406.

[31] KALSER M H，ELLENBERG S S. Pancreatic cancer. Adjuvant combined radiation and chemotherapy following curative resection. Arch Surg，1985，120（8）：899-903.

[32] HUGUET F，HAMMEL P，VERNEREY D，et al. Impact of chemoradiotherapy（CRT）on local control and time without treatment in patients with locally advanced pancreatic cancer（LAPC）included in the international phase Ⅲ LAP 07 study. J Clin Oncol，2014，32（15_suppl）：4001.

[33] KINDLER H L，NIEDZWIECKI D，HOLLIS D，et al. Gemcitabine plus bevacizumab compared with gemcitabine plus placebo in patients with advanced pancreatic cancer：phase Ⅲ trial of the cancer and leukemia group B（CALGB 80303）. J Clin Oncol，2010，28（22）：3617-3622.

[34] ROUGIER P，RIESS H，MANGES R，et al. Randomised，placebo-controlled，double-blind，parallel-group phase Ⅲ study evaluating aflibercept in patients

receiving first-line treatment with gemcitabine for metastatic pancreatic cancer. Eur J Cancer, 2013, 49（12）: 2633-2642.

[35] KINDLER H L, IOKA T, RICHEL D J, et al. Axitinib plus gemcitabine versus placebo plus gemcitabine in patients with advanced pancreatic adenocarcinoma: a double-blind randomised phase 3 study. Lancet Oncol, 2011, 12（3）: 256-262.

[36] KINDLER H L, WROBLEWSKI K, WALLACE J A, et al. Gemcitabine plus sorafenib in patients with advanced pancreatic cancer: a phase Ⅱ trial of the University of Chicago Phase Ⅱ Consortium. Investig New Drugs, 2012, 30（1）: 382-386.

[37] MICHL P, GRESS T M. Current concepts and novel targets in advanced pancreatic cancer. Gut, 2013, 62（2）: 317-326.

[38] GROOT V P, GEMENETZIS G, BLAIR A B, et al. Defining and predicting early recurrence in 957 patients with resected pancreatic ductal adenocarcinoma. Ann Surg, 2019, 269（6）: 1154-1162.

[39] VINCENT A, HERMAN J, SCHULICK R, et al. Pancreatic cancer. Lancet, 2011, 378（9791）: 607-620

[40] DEWITT J, DEVEREAUX B, CHRISWELL M, et al. Comparison of endoscopic ultrasonography and multidetector computed tomography for detecting and staging pancreatic cancer. Ann Intern Med, 2004, 141（10）: 753-763.

[41] DEWITT J, DEVEREAUX B M, LEHMAN G A, et al. Comparison of endoscopic ultrasound and computed tomography for the preoperative evaluation of pancreatic cancer: a systematic review. Clin Gastroenterol Hepatol, 2006, 4（6）: 717-725, quiz 664.

病例 03
外院误诊为胰腺导管内乳头状黏液性肿瘤术后病理证实为胰腺癌 1 例

病历摘要

患者男性，68 岁。主因"体检发现胰腺占位 3 月余"入院。

【现病史】 患者 3 个月前体检发现胰腺占位，就诊于当地医院，行核磁检查提示胰头囊实性肿物，与扩张胰管相通，考虑为胰腺导管内乳头状黏液性肿瘤。患者为求进一步诊治，以"胰腺占位"入我科住院。

【既往史】 确诊糖尿病 18 年，长期规律口服二甲双胍、吡格列酮，早晚皮下注射 16 IU 门冬胰岛素，血糖控制可。否认高血压、心脏病病史，否认手术、外伤史，否认食物、药物过敏史。

【个人史】 久居原籍，离退休人员。未到过疫区。否认放射线接触及化学药物接触史。无吸烟史，饮酒史 10 余年，饮白酒

1 两 / 天。无不洁性生活史，未患过性病。

【家族史】 无恶性肿瘤家族史，无其他遗传学疾病家族史。

【体格检查】腹部查体无阳性体征。

【实验室检查】 肿瘤标志物：CA19-9 429.30 U/mL，CA24-2 80.855 U/mL，CEA 正常。

【影像学检查】腹部增强 CT（图 3-1）：胰头类结节，大小约 1.9 cm×1.4 cm，平扫低密度，增强扫描始终低密度，边界不清，伴胰管扩张、胰体尾萎缩，贴邻门静脉下段、肠系膜上静脉及脾静脉起始段，伴局部管腔狭窄，倾向胰腺癌；胰腺钩突结节，大小约 2.5 cm×2.2 cm，平扫低密度，增强扫描始终低密度，边界清晰，贴邻肠系膜上动脉，警惕恶性。腹腔未见肿大淋巴结及腹腔积液。

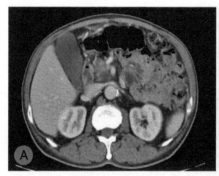
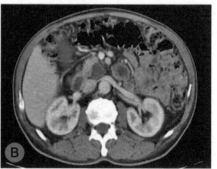

图 3-1 胰头结节，与门静脉及肠系膜上静脉关系不清

【入院诊断】胰头癌。

【治疗经过】

入院后完善相关检查，未见手术禁忌证，术前禁食水，进行肠道准备。患者行气管插管，全身麻醉，取平卧位，消毒铺巾，取上腹正中切口长约 25 cm，切开皮肤、皮下，经腹白线进腹。

术中探查：常规进行腹腔探查，肝无转移，腹、盆腔其他部位未见转移。肿瘤位于胰头，有2个，大小分别为1 cm×2 cm、2 cm×3 cm，质硬，与肠系膜上静脉关系密切。远端胰腺萎缩质硬，细针多次穿刺抽吸胰头肿物，送快速细胞学检查，结果回报可见腺癌细胞，决定行胰十二指肠切除术。

主要步骤：①游离肿瘤。切开十二指肠外侧的后腹膜，将十二指肠及胰头部向内翻转。切开胃结肠韧带，在胰颈部下缘切开后腹膜，显露肠系膜上静脉，用长弯钳小心游离胰腺及肠系膜上静脉间隙，未见肠系膜上静脉受侵。将胆总管和胃小弯中点之间的肝十二指肠韧带切开，显露肝总动脉，结扎、切断胃右动脉，解剖胰腺上缘的背侧，沿门静脉腹侧向下游离。②离断肿瘤。胃角水平用直线切割器切断胃，远端随病变一并切除，近端备吻合。由胆囊底部向颈部分离胆囊，结扎胆囊管及胆囊动脉，切除胆囊。在十二指肠悬韧带远端10 cm处切断空肠，近端结扎，向上推过横结肠系膜裂孔，准备切除，远端备吻合。结扎切断胃十二指肠动脉及幽门上区的各小血管分支，用超声刀清扫肝十二指肠韧带内及幽门上淋巴结，显露胆总管。于十二指肠上缘切断胆总管，远端结扎，近端用止血钳钳夹，备吻合。清除肝总动脉、胃左动脉及腹腔动脉周围淋巴结。胰腺下缘经肠系膜上静脉于胰后用长弯钳钝性分离其间隙，从胰腺上缘穿出，穿过一根牵引线，距肿瘤2 cm沿牵引线切断胰体，缝扎出血点。紧邻肿瘤于肠系膜上静脉粘连处切除肿瘤，仔细止血。

重建消化道：将空肠远端经横结肠系膜切口向上提出，在距空肠断端3 cm处，行空肠胰腺端侧吻合（胰管空肠黏膜吻合4点法，空肠浆肌层水平褥式间断缝合）。切断胆囊，在距空肠断端10 cm处，行空肠胆总管端侧吻合（4-0血管线后壁连续缝合，薇乔线前壁间断单层缝合）。在距胆总管吻合口约 20 cm 处，用直线吻合器做结肠前胃空肠侧侧吻合，再做 Braun 侧侧吻合，将结肠系膜裂孔闭合。将营养管放入远端空肠，胃管放入近端空肠进行减压。于胰肠吻合口上下分别放置引流管 1 根，从左右侧腹壁分别引出体外并固定。

术后病理：①（大体标本）胰十二指肠切除标本，胃壁组织面积 11 cm×7 cm，十二指肠长 19 cm，切缘宽 6 cm，胰腺大小 4.5 cm×3 cm×2.2 cm，胆总管长 3 cm，切缘宽 1.5 cm，距胰腺切缘 0.7 cm 处见一囊性肿物，大小 2.4 cm×2 cm×2 cm，距十二指肠 1 cm。胆囊 9.5 cm×4 cm×1.5 cm，沿最大面剖开，内含墨绿色液体，内壁呈绒毯状。②（镜下所见）胰头中分化导管腺癌，最大径 2.4 cm，累及胆总管和胰腺周围脂肪，周围胰腺导管可见高级别异型增生；肿瘤未累及十二指肠乳头；可见神经侵犯，未见脉管瘤栓；胃切缘、十二指肠切缘及胆总管切缘、胆囊切缘未见癌。淋巴结未见转移性癌（0/12）。免疫组化：BRAF-V500E（−），C-MET（＋），HER2（−），MLH1（＋），MSH2（＋），MSH6（＋），ER（−），PR（−），Inhibin（−），P53（2%），PSM2（＋）。TNM 分期：pT2N0M0，Ⅰb。

术后第 6 天夹闭胃管，予肠内营养。术后第 7 天排气排便。术后第 9 天拔除双侧引流管。术后第 12 天出院。术后 1 个月复查 CA19-9 49.54 U/mL，腹部 CT 示肠系膜上动脉、腹膜后多发淋巴结，大者短径 0.7 cm；肝内散在小低密度灶，大者约 0.3 cm，性质待定。术后 1～7 个月开始行 4 个周期白蛋白紫杉醇＋替吉奥化疗，疗效评价 PR。

病例分析

2018 年，全球范围新发 45.9 万例胰腺癌，占全球癌症病例的 2.5%；新增 43.2 万例胰腺癌死亡病例，占全球癌症相关死亡的 4.5%。胰腺癌预后极差，只有 10% ～ 15% 的患者在诊断时尚有机会行根治性手术切除，1 年生存率不到 30%，5 年生存率仅为 8%。胰腺导管内乳头状黏液性肿瘤（intraductal papillary mucinous neoplasms，IPMN）是一种胰腺外分泌肿瘤，起源于胰腺导管内的上皮细胞，根据上皮细胞异型性和异常拥挤程度可分为低级别和高级别异型增生，是胰腺导管腺癌的常见前体病变之一。有 5% ～ 10% 的 IPMN 为多灶，并且可以呈现出不同的生物学行为。根据胰腺导管受影响的部位，IPMN 可分为三组：主胰管型、分支胰管型和混合型。随着高质量横断面成像技术的不断使用及防癌健康体检的推广，IPMN 的检出率有所提高。估计在一般人群中 IPMN 的患病率为 3% ～ 6%，在老年人中的患病率超过 10%，男性发病率高于女性，预后显著好于胰腺癌，5 年生存率可达 50% 以上。鉴于两者的生物学行为和预后存在差异，IPMN 和胰腺癌的治疗模式不尽相同。临床工作中，一方面要避免漏诊恶性肿瘤，另一方面要避免不必要的手术干预。然而，由于胰腺肿瘤多无法获取病理活检，且肿瘤良恶性的影像学特征部分重叠，术前做到准确的鉴别诊断存在一定难度。

1. IPMN 良恶性的鉴别诊断

IPMN 多为患者偶然查体发现，也可因出现以下临床症状而就诊：上腹部不适或疼痛、背痛、体重减轻、恶心和呕吐、复发性急性胰腺炎、新发或恶化的糖尿病和黄疸。IPMN 缺乏特异性

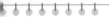

的临床表现，相比无症状 IPMN，伴随症状的 IPMN 更可能具有不良的生物学行为，尤其需要警惕梗阻性黄疸。

术前影像学检查对于确定 IPMN 的良恶性至关重要。主胰管型和混合型 IPMN 更可能为恶性，主胰管扩张（直径 ≥ 10 mm）、存在壁结节（≥ 5 mm）、肿瘤更大（直径 ≥ 30 mm）、囊肿大小每年增加 2 mm 以上、胆管梗阻、瘤内实性成分或瘤壁强化、远端胰腺萎缩同样是胰腺癌的重要危险因素。欧洲和福冈指南均推荐将 MRI/MRCP 作为诊断 IPMN 的首选检查，准确率为 40% ~ 95%。与 CT 相比，MRI 可以更好地显示胰腺导管系统的解剖结构，并在发现壁结节或肿瘤内部分隔方面具有更高的敏感性，识别多灶 IPMN 的表现也更好。扩散加权 MRI 可以提高鉴别诊断恶性和良性 IPMN 的准确性和特异性。扩散受限被认为是 IPMN 恶性和侵袭性的影像学标志。MRI T2 相和扩散加权相联合分析在胰腺癌诊断中的准确性与增强 MRI 相当。但由于 MRI 的空间分辨率有限，显示小的壁结节的能力不如 CT。CT、超声内镜和 PET-CT 可作为必要时的补充。腹部 CT 识别 IPMN 的准确性为 40% ~ 81%。CT 扫描有助于识别肿瘤实性成分和肿瘤钙化，并能帮助评估血管受累和腹膜转移情况。

超声内镜造影在判断肿瘤实性成分、壁结节、瘤内分隔和肿瘤血供方面具有一定优势，但超声检查受到操作者的经验和水平影响，具有一定的主观性。联合细针穿刺活检或可帮助临床医师做到术前精准诊断。任何实性成分或增厚的囊壁都可以作为细胞学检查的靶点。然而，细胞学分析的敏感性可能会受到细胞数量不足、肿瘤的异质性及胃和十二指肠黏膜细胞污染的影响。另外，对超声内镜细针穿刺获得的囊肿液进行分子分析的应用也日益增多，联合分析囊肿液肿瘤标志物 CEA、脂肪酶水平和细胞学可提高鉴别诊断 IPMN 的准确性。如果诊断仍不明确，并且诊断可能会改变进一步的治疗决策，则可以考虑使用二代测序技术对肿瘤细胞进行基因突变分析。KRAS 和 GNAS 突变是 IPMN 中常见的两种基因突变。Singhi 等发现，联合分析 KRAS/GNAS 突变和 TP53/PIK3CA/PTEN 突变对鉴别恶性 IPMN 具有 89% 的敏感性和100% 的特异性。不过，只有当诊断结果可能改变治疗方法时，才建议使用超声内镜引导下穿刺活检，如果已经可以通过影像学检查做出明确诊断，并且患者已经有明确的手术治疗指征时，则不应进行超声内镜引导下穿刺活检。

血液中目前仍缺乏可用于临床区分 IPMN 或胰腺癌的生物标志物。肿瘤标志物 CA19-9 > 37 U/mL，通常提示 IPMN 可能为恶性，准确率为 81.7%，可帮助临床医师根据影像学表现判断肿瘤的良恶性。国内外指南大多结合以上临床表现、影像学检查、实验室检查特点，根据恶性 IPMN 的高危因素制定手术治疗的适应证。由于难以做到术前准确诊断每一位患者的病理类型，因此所有接受手术治疗的患者均应行术中冰冻病理检查，以明确手术切除及清扫范围。

2. IPMN 和传统胰腺导管腺癌的比较

胰腺导管腺癌是胰腺癌最常见的病理类型，主要来源于两种类型的前体病变：胰腺上皮内瘤变和 IPMN。胰腺上皮内瘤变被认为是显微镜下的病变（通常 < 5 mm），很难通过影像学观察到，是大多数胰腺癌的起病方式。相反，IPMN 会导致胰管的囊性扩张，影像学可以早期发现，及时干预可避免肿瘤进一步发展至胰腺癌。不同的起病方式会导致胰腺癌在影像学上呈现出囊性

或实性的临床表现。当 IPMN 进展为侵袭性胰腺导管腺癌时，被称为"IPMN 伴侵袭性癌"或"导管内乳头状黏液癌"，约占切除的导管源性胰腺癌的 10%。与传统胰腺导管腺癌队列直接相比，恶性 IPMN 队列中无症状患者的比例显著高于传统胰腺导管腺癌队列，腹痛、体重减轻和黄疸是最常见的症状。然而也有观点认为，尽管恶性 IPMN 具有和胰腺导管腺癌相似的组织学特征，但两者的发病机制存在差异，如恶性 IPMN 中最常见到的 GNAS 基因突变在传统胰腺导管腺癌中很少见到，因此两者是不同的肿瘤实体。两者校正分期后的预后大体相当，但恶性 IPMN 通常在肿瘤较早期即被诊断，因此总体预后通常好于传统胰腺导管腺癌。

IPMN 影像学表现为胰腺囊性肿物，通常需要同胰腺假性囊肿和其他胰腺囊性肿瘤如浆液性囊性肿瘤、黏液性囊性肿瘤等相鉴别。而传统胰腺导管腺癌影像学表现为实性肿瘤，多需与慢性胰腺炎、胰腺淋巴瘤等相鉴别。然而，Takashi Muraki 等研究发现，被误诊为 IPMN 的胰腺肿物中，有近一半术后病理证实为传统的胰腺导管腺癌。它们多因继发性胰管增粗（15/40）或大胰管型胰腺癌（6/40）而被误诊。这部分肿瘤被称为假性 IPMN 相关性胰腺导管腺癌，多发现于胰尾，囊性成分通常位于胰腺导管腺癌上游，并显示出独特的扩张结构，在 MRI T2 加权图像上显示为均匀的高强度囊肿。IPMN 在 MRI 上则多表现为长 T1、长 T2 的囊状肿瘤信号，多见于胰头。胰腺导管腺癌内镜下超声造影表现出低血供和低灌注的特点。而 IPMN 肿瘤内实性成分血供丰富，并且对比度增强持续时间较胰腺导管腺癌更久。

专家点评

　　IPMN 是在临床诊断工作中遇到的具有挑战性的实体肿瘤，其生物学行为既可表现为良性，也可表现为恶性，并可能会随着病程迁延而改变。正确诊治 IPMN 可以防止其向胰腺癌进展，同时最大限度地减少终身筛查的需要及相关费用。为了明确采取手术还是随访监测的治疗策略，临床医师可在初步考虑诊断为 IPMN 后进行多学科团队讨论（外科、肿瘤内科、影像科、内镜科、病理科等），根据患者的临床表现、影像学检查、年龄、基本情况和患者的偏好等，为每位患者制定个体化的治疗策略。恶性 IPMN 和传统胰腺导管腺癌之间的关系是目前研究的热点领域，其究竟属于胰腺导管腺癌的一种亚型还是与其平行的单独病理类型值得探讨。两者不同的起病方式或许会带来不同的治疗靶点，相关的基础和临床研究有望在将来进一步改善胰腺癌患者的预后。除此之外，部分传统的胰腺导管腺癌因胰管增粗等原因可在影像学上表现出囊性肿瘤的特征，需要仔细鉴别。

病例提供者：李泽锋　赵东兵

点评专家：陈应泰

参考文献

[1] BRAY F, FERLAY J, SOERJOMATARAM I, et al. Global cancer statistics 2018: GLOBOCAN estimates of incidence and mortality worldwide for 36 cancers in 185 countries. CA Cancer J Clin, 2018, 68（6）: 394-424.

[2] BEDNAR F, PASCA DI MAGLIANO M. Chemotherapy and tumor evolution

shape pancreatic cancer recurrence after resection. Cancer Discov, 2020, 10（6）: 762-764.

[3] RAHIB L, SMITH B D, AIZENBERG R, et al. Projecting cancer incidence and deaths to 2030: the unexpected burden of thyroid, liver, and pancreas cancers in the United States. Cancer Res, 2014, 74（11）: 2913-2921.

[4] MAS L, LUPINACCI R M, CROS J, et al. Intraductal papillary mucinous carcinoma versus conventional pancreatic ductal adenocarcinoma: a comprehensive review of clinical-pathological features, outcomes, and molecular insights. Int J Mol Sci, 2021, 22（13）: 6756.

[5] JABŁOŃSKA B, SZMIGIEL P, MROWIEC S. Pancreatic intraductal papillary mucinous neoplasms: current diagnosis and management. World J Gastrointest Oncol, 2021, 13（12）: 1880-1895.

[6] MACHADO N O, AL QADHI H, AL WAHIBI K. Intraductal papillary mucinous neoplasm of pancreas. N Am J Med Sci, 2015, 7（5）: 160-175.

[7] European Study Group on Cystic Tumours of the Pancreas. European evidence-based guidelines on pancreatic cystic neoplasms. Gut, 2018, 67（5）: 789-804.

[8] MÖNNINGS P, BELYAEV O, UHL W, et al. Criteria for determining malignancy in pancreatic intraductal papillary mucinous neoplasm based on computed tomography. Digestion, 2016, 94（4）: 230-239.

[9] SALVIA R, FERNÁNDEZ-DEL CASTILLO C, BASSI C, et al. Main-duct intraductal papillary mucinous neoplasms of the pancreas: clinical predictors of malignancy and long-term survival following resection. Ann Surg, 2004, 239（5）: 678-685, discussion 685-687.

[10] TAKESHITA K, KUTOMI K, TAKADA K, et al. Differential diagnosis of benign or malignant intraductal papillary mucinous neoplasm of the pancreas by multidetector row helical computed tomography: evaluation of predictive factors by logistic regression analysis. J Comput Assist Tomogr, 2008, 32（2）: 191-197.

[11] TANAKA M, FERNÁNDEZ-DEL CASTILLO C, KAMISAWA T, et al. Revisions of international consensus Fukuoka guidelines for the management of

IPMN of the pancreas. Pancreatology，2017，17（5）：738-753.

[12] KIM M，MI JANG K，KIM S H，et al. Diagnostic accuracy of diffusion restriction in intraductal papillary mucinous neoplasm of the pancreas in comparison with "high-risk stigmata" of the 2012 international consensus guidelines for prediction of the malignancy and invasiveness. Acta Radiol，2017，58（10）：1157-1166.

[13] LIU H J，CUI Y，SHAO J P，et al. The diagnostic role of CT，MRI/MRCP，PET-CT，EUS and DWI in the differentiation of benign and malignant IPMN：a meta-analysis. Clin Imaging，2021，72：183-193.

[14] ASSARZADEGAN N，BABANIAMANSOUR S，SHI J Q. Updates in the diagnosis of intraductal neoplasms of the pancreas. Front Physiol，2022，13：856803.

[15] SINGHI A D，MCGRATH K，BRAND R E，et al. Preoperative next-generation sequencing of pancreatic cyst fluid is highly accurate in cyst classification and detection of advanced neoplasia. Gut，2018，67（12）：2131-2141.

[16] JANG J Y，PARK T，LEE S，et al. Proposed nomogram predicting the individual risk of malignancy in the patients with branch duct type intraductal papillary mucinous neoplasms of the pancreas. Ann Surg，2017，266（6）：1062-1068.

[17] REZAEE N，BARBON C，ZAKI A，et al. Intraductal papillary mucinous neoplasm（IPMN）with high-grade dysplasia is a risk factor for the subsequent development of pancreatic ductal adenocarcinoma. HPB（Oxford），2016，18（3）：236-246.

[18] WOO S M，RYU J K，LEE S H，et al. Survival and prognosis of invasive intraductal papillary mucinous neoplasms of the pancreas：comparison with pancreatic ductal adenocarcinoma. Pancreas，2008，36（1）：50-55.

[19] DUCONSEIL P，PÉRINEL J，AUTRET A，et al. Resectable invasive IPMN versus sporadic pancreatic adenocarcinoma of the head of the pancreas：should these two different diseases receive the same treatment? a matched comparison study of the french surgical association（AFC）. Eur J Surg Oncol，2017，43（9）：1704-1710.

[20] FRITZ S, FERNANDEZ-DEL CASTILLO C, MINO-KENUDSON M, et al. Global genomic analysis of intraductal papillary mucinous neoplasms of the pancreas reveals significant molecular differences compared to ductal adenocarcinoma. Ann Surg, 2009, 249（3）: 440-447.

[21] MIYASAKA Y, NAGAI E S, YAMAGUCHI H, et al. The role of the DNA damage checkpoint pathway in intraductal papillary mucinous neoplasms of the pancreas. Clin Cancer Res, 2007, 13（15 Pt 1）: 4371-4377.

[22] KOH Y X, CHOK A Y, ZHENG H L, et al. Systematic review and meta-analysis comparing the surgical outcomes of invasive intraductal papillary mucinous neoplasms and conventional pancreatic ductal adenocarcinoma. Ann Surg Oncol, 2014, 21（8）: 2782-2800.

[23] MURAKI T, JANG K T, REID M D, et al. Pancreatic ductal adenocarcinomas associated with intraductal papillary mucinous neoplasms（IPMNs）versus pseudo-IPMNs: relative frequency, clinicopathologic characteristics and differential diagnosis. Mod Pathol, 2022, 35（1）: 96-105.

[24] SOFUNI A, IIJIMA H, MORIYASU F, et al. Differential diagnosis of pancreatic tumors using ultrasound contrast imaging. J Gastroenterol, 2005, 40（5）: 518-525.

[25] SAITO M, HIROKAWA N, USAMI Y, et al. Differential diagnosis between intraductal papillary mucinous neoplasm with an associated invasive carcinoma and pancreatic ductal adenocarcinoma on ultrasonography: the utility of echo intensity and contrast enhancement. Ultrasonography, 2017, 36（3）: 260-269.

[26] YASHIKA J, OHNO E, ISHIKAWA T, et al. Utility of multiphase contrast enhancement patterns on CEH-EUS for the differential diagnosis of IPMN-derived and conventional pancreatic cancer. Pancreatology, 2021, 21（2）: 390-396.

病例 04
胰腺钩突癌 1 例

病历摘要

患者男性，56岁。主因"体检发现胰头占位性病变3周"入院。

【现病史】患者3周前体检发现胰头占位性病变、胆囊增大、胆管增粗，伴腰背部偶发疼痛，食欲减退，无恶心、呕吐，无发热。患者皮肤巩膜出现黄染，浓茶样尿，大便颜色正常。

【既往史】 既往高血压病史10余年，糖尿病病史2余年，癫痫病史32年。否认结核、肝炎等传染病史。否认冠心病史。否认外伤、输血病史。否认食物、药物过敏史。预防接种史不详。

【个人史】 生于原籍，现居住于原籍。否认外地久居史，无吸烟饮酒嗜好，否认疫区接触史，否认毒物及放射性物质接触史。否认冶游史，否认不洁性交史，否认性病史。

【婚育史】 27 岁结婚，育有 1 子，家庭成员体健。

【家族史】 无肿瘤相关家族史。

【影像学检查】 CT 提示胆总管胰腺段局部软组织增厚（图 4-1A），胆总管截断，边界不清，其上方肝内、外胆管、胆总管上段扩张，胆囊增大。胰周、腹膜后多发淋巴结，大者短径约 0.8 cm（图 4-1B）。

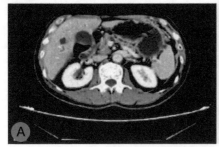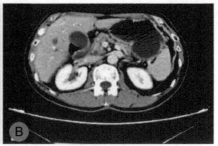

A：胆总管胰腺段局部软组织增厚；B：胰周、腹膜后可见多发淋巴结。

图 4-1 钩突癌腹部 CT

【入院诊断】 胰腺恶性肿瘤（cT2N1M0，Ⅱb 期），梗阻性黄疸，高血压（很高危），糖尿病，癫痫。

【治疗经过】

完善术前准备，择期行胰十二指肠切除术。患者平卧位，麻醉满意后取上腹正中切口。

手术过程：探查发现肿瘤位于胰腺钩突部，直径约 2.5 cm，胰头部背侧、主动脉和下腔静脉腹侧的间隙未见侵犯，胰体尾较硬。游离胰腺与肠系膜上静脉间隙，肠系膜上静脉未受侵，但炎性粘连较紧密。显露肝总动脉，结扎、切断胃右动脉，沿门静脉腹侧向下分离胰后间隙。结扎、切断胃十二指肠动脉及幽门上区的各小血管分支并清除肝十二指肠韧带内及幽门上淋巴结，在十二指肠上缘切断胆总管，清除肝总动脉、胃左动脉及腹腔动脉周围淋巴结。于胆囊底部结扎胆囊管并于胆囊动脉后切除胆囊，胃角水平用直线切割器切断胃。钝性分离胰腺下缘经肠系膜上静脉与胰后间隙，切断胰体，切缘距肿瘤约 1.5 cm，胰管插管。在十二指肠悬韧带远端 10 cm 处切断空肠，并分离胰头钩突，整块切除需要切除的脏器并止血。吻合空肠 – 胰腺端侧、空肠 – 胆总管端侧，结肠前行胃空肠吻合，闭合结肠系膜裂孔，术毕安返病区。

术后病理：（大体标本）胰十二指肠切除标本，上切缘宽 5 cm，幽门环清晰可见，小肠长 30 cm，切缘宽 4 cm；胆总管清晰可见，长 8 cm，切缘宽 3.2 cm；胰腺大小约 6 cm × 3 cm × 2 cm，于胰头处见一灰白肿物，大小为 2.2 cm × 1.5 cm × 1.5 cm，紧邻胆总管，未累及十二指肠，切面灰白、实性、质硬、界欠清。（镜下诊断）胰头钩突部中分化导管腺癌，肿瘤最大径约 2.2 cm，侵及胰腺周围脂肪组织，紧邻局部软组织断端（相距约 1 mm），可见较多神经侵犯，未见明确脉管瘤栓，未累及胆总管和十二指肠。胃切缘、小肠切缘、胆总管切缘及胰腺切缘均未见癌。淋巴结可见转移性癌（1/22），胰腺周淋巴结（1/8），pTNM 分期：pT2N1。

患者术后第 14 天拔除引流，第 23 天出院。患者术后已完成 6 个周期化疗，化疗方案为吉西他滨 + 替吉奥，未发生钩突部位复发及转移，末次随访时间为 2022 年 1 月。

病例分析

1. 胰腺钩突的局部解剖和生物学特征

胰腺由腹侧原基和背侧原基发育融合而成，主要分为头部、体部和尾部。钩突来源于腹侧原基，在解剖学上代表胰头下部的钩状延伸部分，其前为肠系膜上静脉和肠系膜上动脉，后方毗邻胃腹主动脉，下方为十二指肠升部。胰腺钩突的位置较深且隐秘，部分钩突可以从右后方或左后方将肠系膜上动静脉包绕在胰腺内。统计数据显示胰腺钩突部肿瘤的发病率较低，约占胰腺癌总体的 2.5% ～ 8%，但近年来研究发现钩突癌发病率呈稳定甚至上升的趋势。胰腺钩突癌早期多无明显症状，主要表现为上腹部疼痛，体重减轻和黄疸。患者上腹疼痛多为钝痛，夜间可加剧，疼痛产生原因与肿瘤浸润腹腔神经或肠系膜神经有关。黄疸多为肝外胆道阻塞诱发，可能是肿瘤压迫胆总管胰内段所致。由于其特殊的解剖位置关系和非典型症状体征，胰腺钩突癌患者误诊率高，确诊时肿瘤多为中、晚期，易伴有血管侵犯。

2. 胰腺钩突癌的诊断

胰腺钩突癌早期无特异症状和体征，诊断主要靠肿瘤标志物、影像学检查和病理活检。CA19-9 是诊断胰腺癌常用的血清学标志物，敏感度高达 91%。CT、B 超是常用的影像学技术，其敏感度分别为 94.4% 和 86.1%。作为乏血管性肿瘤，钩突癌与胰头癌的 CT 影像均表现为局部胰腺增大变形，平扫发现等密度肿块，增强扫描强化不明显。但是，对于肿瘤引起的继发性改变，如胰胆管扩张、胰体尾部萎缩，胰头癌的发生率要高于钩突癌。近年来，超声内镜技术取得了快速发展，其在钩突部肿瘤诊断方面得到了初步应用。在超声内镜的基础上行针吸活检术可以明确钩突癌的诊断，弥补单一影像学诊断缺乏特异性的不足。但是，胰腺钩突毗邻重要血管，对胰腺钩突部肿瘤行超声内镜引导下针吸活检术需要经验丰富的操作者进行，且术前需准确评估穿刺路径，警惕胰腺炎等并发症的出现。另外，经内镜逆行性胰胆管造影（endoscopic retrograde cholangio-pancreatography，ERCP）通过显影扩张的胰胆管也可以间接提示钩突部肿物，对于不能手术的患者也可以作为一种减轻黄疸的手段。

3. 胰腺钩突癌的治疗

对于符合切除指征的钩突部肿瘤患者应采取积极的手术治疗，常见的手术方式包括经典的胰十二指肠切除术，全胰切除术和保留幽门的胰十二指肠切除术。由于其特殊的解剖位置，钩突癌患者根治性切除的比例较低，约为 30%。既往手术适应证包括胰腺钩突部囊性变、未侵犯主胰管、局限于胰腺钩突部的微小癌灶，同时可根据术中病理回报变更术式。近年来，李森等指出肠系膜上动脉和门静脉局部浸润并非是钩突癌根治性手术的禁忌，对于肿瘤明确浸润血管的患者也应积极采取联合静脉切除的扩大根治术。

对于术后和晚期不可切除肿瘤，单纯放疗或联合放化疗均有助于提高患者生存率，但是哪种辅助治疗方式更有效至今仍存在争议。在 GITSG 试验之后，一项Ⅲ期临床试验表明放疗并不能改善局部晚期胰腺癌的预后。最近的一项 Meta 分析证实与放化疗相比，胰腺癌患者接受化学治疗的整体获益更大，但进一步的亚组分析表明，对于切缘阳性患者，放化疗比单纯化学治疗更有效。Heinemann 等证实联合吉西他滨 + 顺铂有助于改善晚期或转移性胰腺癌患者预后。Moore 等也发现吉西他滨 + 厄洛替尼可以提高晚期胰腺癌患者的生存率。

4. 胰腺钩突癌的预后

由于胰腺钩突癌位置较深，容易发生周围血管侵犯和淋巴结转移，与胰颈癌和胰头癌相比，钩突癌的预后较差，术后早期复

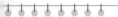

发率通常也较高。统计数据显示钩突癌的 1、3、5 年整体生存率分别为 52.1%、13.5% 和 7.5%，中位生存期仅为 12 个月。血管侵犯，尤其是肠系膜上静脉侵犯是影响钩突癌患者预后的独立危险因素，由于肠系膜上动脉和肠系膜上静脉沿胰头后方下行，且跨过钩突前方，钩突部肿瘤容易侵犯该区域血管及淋巴组织，使得 TNM 分期更晚、R0 切除率更低，从而影响患者预后。R0 切除和切缘阴性对该区域肿瘤术后的预后影响尤为重要。截至目前，对 R0 切除时切缘界定的标准尚未达成完全一致，既往多数研究定义 R0 切除的最小距离应超过切缘位置 1 mm。最近一项研究发现 2 mm 或者更大的切缘距离与提高患者生存率显著相关。另外，Watanabe 等指出与腹痛、体重降低等症状相比，以黄疸作为首发症状的钩突癌患者生存率显著提高，因此，与肿瘤位置相关的首发症状也是影响患者生存的一个相关因素。

专家点评

近年来钩突癌的发病率呈上升趋势，由于其独特的解剖结构和不典型症状，钩突癌的误诊率高，易发生血管侵犯，预后较差。肿瘤标志物和超声、CT 等影像学检查可以早期发现钩突癌并为肿瘤分期提供充分证据。钩突癌的治疗多推荐以根治性手术为主的综合治疗，血管侵犯、淋巴结转移、手术切缘和首发症状均可影响钩突癌患者的预后。

病例提供者：牛鹏辉　郭春光

点评专家：赵东兵

参考文献

[1] 韩方海. 胰腺钩突部的局部解剖和外科手术（文献综述）. 国外医学：外科学分册，2000（2）：78-80.

[2] BIRK D，SCHOENBERG M H，GANSAUGE F，et al. Carcinoma of the head of the pancreas arising from the uncinate process. Br J Surg，1998，85（4）：498-501.

[3] LEE M R，KWON W，KIM H，et al. The role of location of tumor in the prognosis of the pancreatic cancer. Cancers，2020，12（8）：2036.

[4] 叶春，席鹏程，胡先贵. 胰腺钩突部癌的临床特征和诊断治疗. 中华外科杂志，2002，40（10）：766-768.

[5] KANG M J，JANG J Y，LEE S E，et al. Comparison of the long-term outcomes of uncinate process cancer and non-uncinate process pancreas head cancer：poor prognosis accompanied by early locoregional recurrence. Langenbeck's Arch Surg，2010，395（6）：697-706.

[6] ENGLE D D，TIRIAC H，RIVERA K D，et al. The glycan CA19-9 promotes pancreatitis and pancreatic cancer in mice. Science，2019，364（6446）：1156-1162.

[7] LIU C，TIAN X D，XIE X H，et al. Comparison of uncinate process cancer and non-uncinate process pancreatic head cancer. J Cancer，2016，7（10）：1242-1249.

[8] KITANO M，YOSHIDA T，ITONAGA M，et al. Impact of endoscopic ultrasonography on diagnosis of pancreatic cancer. J Gastroenterol，2019，54（1）：19-32.

[9] MINE T，MORIZANE T，KAWAGUCHI Y，et al. Clinical practice guideline for post-ERCP pancreatitis. J Gastroenterol，2017，52（9）：1013-1022.

[10] 李森，裴永泉，杜福田，等. 胰腺钩突部癌的外科手术治疗. 中华普通外科杂志，2001，16（3）：133-135.

[11] MOERTEL C G，FRYTAK S，HAHN R G，et al. Therapy of locally unresectable pancreatic carcinoma：a randomized comparison of high dose（6000 rads）

笔记

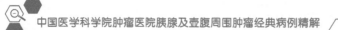

radiation alone，moderate dose radiation（4000 rads + 5-fluorouracil），and high dose radiation + 5-fluorouracil. The gastrointestinal tumor study group. Cancer，1981，48（8）：1705-1710.

[12] European Study Group for Pancreatic Cancer. A randomized trial of chemoradio-therapy and chemotherapy after resection of pancreatic cancer. N Engl J Med，2004，350（12）：1200-1210.

[13] STOCKEN D D，BÜCHLER M W，DERVENIS C，et al. Meta-analysis of randomised adjuvant therapy trials for pancreatic cancer. Br J Cancer，2005，92（8）：1372-1381.

[14] HEINEMANN V，QUIETZSCH D，GIESELER F，et al. Randomized phase Ⅲ trial of gemcitabine plus cisplatin compared with gemcitabine alone in advanced pancreatic cancer. J Clin Oncol，2006，24（24）：3946-3952.

[15] MOORE M J，GOLDSTEIN D，HAMM J，et al. Erlotinib plus gemcitabine compared with gemcitabine alone in patients with advanced pancreatic cancer：a phase Ⅲ trial of the national cancer institute of Canada clinical trials group. J Clin Oncol，2007，25（15）：1960-1966.

[16] OUAÏSSI M，TURRINI O，HUBERT C，et al. Vascular resection during radical resection of pancreatic adenocarcinomas：evolution over the past 15 years. J Hepatobiliary Pancreat Sci，2014，21（9）：623-638.

[17] ANSARI D，TINGSTEDT B，ANDERSSON B，et al. Pancreatic cancer：yesterday，today and tomorrow. Future Oncol，2016，12（16）：1929-1946.

[18] HARTWIG W，HACKERT T，HINZ U，et al. Pancreatic cancer surgery in the new millennium：better prediction of outcome. Ann Surg，2011，254（2）：311-319.

[19] GNERLICH J L，LUKA S R，DESHPANDE A D，et al. Microscopic margins and patterns of treatment failure in resected pancreatic adenocarcinoma. Arch Surg，2012，147（8）：753-760.

[20] GEBAUER F，TACHEZY M，VASHIST Y K，et al. Resection margin clearance

in pancreatic cancer after implementation of the Leeds Pathology Protocol

（LEEPP）: clinically relevant or just academic? World J Surg，2015，39（2）:

493-499.

[21] WATANABE I，SASAKI S，KONISHI M，et al. Onset symptoms and tumor

locations as prognostic factors of pancreatic cancer. Pancreas，2004，28（2）:

160-165.

笔记

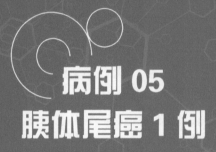

病例 05
胰体尾癌 1 例

病历摘要

　　患者男性，58岁。主因"体检发现胰腺尾部占位2月余"入院。

　　【现病史】　患者2个月前体检发现胰腺尾部占位，无恶心、呕吐、腹痛、腰背部疼痛、食欲下降，无皮肤黏膜黄染等。患者后就诊于我院门诊。

　　【既往史】　既往体健，否认结核、肝炎等传染病史。否认高血压、糖尿病及冠心病史。17年前行腹腔镜胆囊切除术，否认外伤、输血病史。否认食物、药物过敏史。预防接种史不详。

　　【个人史】　生于原籍，现居住于原籍。否认外地久居史，无吸烟嗜好，偶有饮酒，否认疫区接触史，否认毒物及放射性物质接触史。否认冶游史，否认不洁性交史，否认性病史。

【婚育史】 26 岁结婚，育有 1 子，家庭成员体健。

【家族史】 无肿瘤相关家族史。

【体格检查】 腹部查体无阳性体征。

【实验室检查】肿瘤标志物：CEA 12.66 ng/mL，余未见异常。

【影像学检查】 增强 CT：胰尾部不规则肿块，呈实性，最大截面约 5.6 cm×4.8 cm，边界欠清，侵犯脾脏实质、包绕脾动脉（图 5-1A）。胰尾部另见低密度结节，约 1.6 cm×1.2 cm（图 5-1B），边缘模糊，增强扫描呈轻度强化，结节与肿块之间似有少许胰腺组织分隔。胰腺周围、腹腔系膜内多发肿大淋巴结，大者约 1.2 cm（图 5-1C）。脾脏可见多发低密度无强化灶，大者约 3.3 cm×2.7 cm。提示胰尾部结节及囊实性肿块，恶性可能性大。

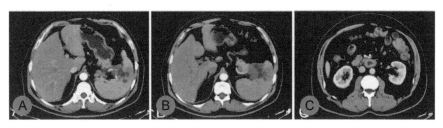

A：胰尾部不规则肿块；B：胰尾部另见低密度结节；C：胰腺周围、腹腔系膜内多发肿大淋巴结。

图 5-1　增强 CT

【入院诊断】 胰腺癌 cT3N1M0，胆囊切除术后。

【治疗经过】

入院后完善相关检查，未见明确手术禁忌证。围手术期采用快速康复外科法，术前不放置胃管。常规消毒铺巾，分别取脐下、左右两侧上腹部及中腹部切口置入 Trocar，建立气腹。

手术过程：术中探查见上腹部轻度粘连，打开胃结肠韧带，进入小网膜囊，后见肿瘤位于胰腺体尾部，大小约 6 cm×5 cm，界限不清，侵犯结肠脾曲。遂决定中转开腹，取上腹部正中切开，长约 20 cm，经腹白线逐层入腹。向左游离结肠脾曲、切断脾肾韧带、脾胃韧带，切断胃短血管，游离至脾上极。沿着胰腺下缘分离胰腺体部及尾部，进入胰腺后方间隙，在胰腺后方游离至胰腺上缘。于胰腺上缘、脾动脉上方切开腹膜后组织，与胰腺后方间隙贯通，向脾上极方向游离至脾。自脾动脉根部结扎切断脾动脉，于胰颈部结扎切断脾静脉。距肿瘤近端 2 cm 以直线切割闭合器切断胰腺，切断结肠脾曲，行结肠-结肠侧侧吻合，完整切除标本后送术后病理。用 3-0 V-lock 线缝合胰腺断端及结肠吻合口。清洗腹腔，彻底止血，留置引流管 2 根，引出腹壁 Trocar。清点纱布器械无误，逐层关腹。

手术切除标本：胰体尾＋脾＋部分结肠标本，胰腺大小约 7.5 cm×6 cm×3 cm，被膜尚光滑，脾组织大小约 13 cm×11 cm× 5 cm，多切面切开，于胰体尾与脾交界处可见一灰白肿物，大小约 6.2 cm×5 cm×4 cm，切面囊实性，实性区大小约 4.2 cm× 3.5 cm ×3.5 cm，切面灰白质硬，界不清，囊性区含清亮液，并与部分结肠粘连，结肠长 8 cm，窄段宽 3 cm，宽段宽 3.5 cm，肿物似累及肠壁肌肉层，另见部分游离片状组织（可疑腹膜），面积为 1.5 cm×1.5 cm。于肠周及脾门脂肪组织找到结节数枚，直径为 0.2～0.5 cm。

术后病理：（胰体尾＋脾＋部分结肠）胰腺低分化导管腺癌，局部伴有黏液分泌，肿瘤最大径为 6.2 cm，侵犯胰周组织及脾实质，侵犯邻近结肠壁全层。胰腺切缘及结肠两端均未见癌。胰周淋巴结可见转移性癌（1/4）。免疫组化结果显示：ERAF-V600E（－），C-MET（－），HER2（－），MLH1（＋），MSH2（＋），MSH6

（＋），PMS2（＋）。pTNM 分期：pT3N1。

病例分析

　　近年来，世界范围内胰腺癌的发病率和死亡率均呈上升趋势。中国胰腺癌发病率和死亡率增幅高于世界平均水平，尤其是中心城市和沿海发达地区。胰腺癌具有三高四低（高发病率、高死亡率、高复发转移率，低早期诊断率、低切除率、低药物有效率、低生存率）的特点，又被称为"癌中之王"。过去几十年来，胰腺癌的诊治取得了长足进步，然而国内不同地区的诊治水平却参差不齐，其诊治现状依然严峻。截至目前，现有治疗手段如手术切除、物理治疗、化学治疗、生物治疗等疗效有限，胰腺癌的整体 5 年生存率小于 10%。

　　胰体尾癌占胰腺癌的 20%～ 30%，与胰头癌相比，胰体尾癌起病更加隐匿并且早期缺乏有效的诊断方法。胰体尾癌有时仅表现为上腹不适、消瘦、食欲缺乏、腹胀等非特异性症状，当患者出现明显腹痛、腰痛时多数已失去根治性手术的机会。因此，以根治性手术切除为核心的综合性、规范化治疗是胰体尾癌患者获得长期生存的希望。表 5-1 评估了胰体尾癌的手术可行性。

表 5-1　胰体尾癌的可切除性评估

可切除状态	动脉	静脉
可切除胰体尾癌	肿瘤未触及腹腔干、肠系膜上动脉和肝总动脉	肿瘤未触及肠系膜上静脉和门静脉，或侵犯但未超过 180°，且静脉轮廓规则
交界可切除胰体尾癌	肿瘤触及腹腔干，但未超过 180°；肿瘤触及腹腔干超过 180°，但未触及腹主动脉，且胃十二指肠动脉完整不受侵犯	肿瘤触及脾静脉、门静脉汇入处，或触及门静脉左侧但未超过 180°、静脉轮廓不规则；且有合适的近端或远端血管可用来进行安全和完整的切除和静脉重建；肿瘤触及下腔静脉

笔记

（续表）

可切除状态	动脉	静脉
不可切除胰体尾癌局部进展期	肿瘤侵犯肠系膜上动脉或腹腔干超过180°；肿瘤侵犯腹腔干和腹主动脉	肿瘤侵犯或因栓塞（可能是瘤栓或血栓）导致肠系膜上静脉或门静脉不可切除重建
合并远处转移	远处转移（包括非区域淋巴结转移）	远处转移（包括非区域淋巴结转移）

　　针对可切除的胰体尾癌，根治性胰体尾切除是首选治疗方式。对于临界可切除的胰体尾癌而言，推荐采用化疗的方案进行术前治疗，降期后再进行手术切除。《中国临床肿瘤学会（CSCO）胰腺癌诊疗指南（2020）》指出新辅助化疗、放化疗可能提高R0切除，并可改善患者生存质量，但缺乏高级别的循证医学证据，且方案选择尚无标准，仍需进一步验证。

　　近年来，随着微创技术的发展，国内外诸多胰腺癌诊治中心逐渐开展微创手术，同时许多致力于比较腹腔镜胰体尾切除术（laparoscopic distal pancreatectomy，LDP）和传统开腹开放性手术（open distal pancreatectomy，OPD）的临床研究也被纷纷报道。越来越多的数据显示，LDP组患者住院时间更短、失血量更低、术后并发症发病率更低、恢复更快。Zhang等研究表明LDP的R0切除率可达97%，与开放手术相当，两者在淋巴结清扫数量、术后无病生存期、总生存期方面均无明显差别。基于目前研究结果，《中国临床肿瘤学会（CSCO）胰腺癌诊疗指南（2020）》指出，腹腔镜胰体尾切除在技术上是安全可行的，但是否达到与开腹手术一样的肿瘤根治效果，仍需要大样本、前瞻性、随机、对照研究得以证实。

　　此外，部分胰体尾癌术中探查发现周围脏器发生癌性粘连，最常见的为胃、横结肠及其系膜、十二指肠第三四段、脾、左肾被膜和膈肌等，该区转移癌主要来源是胰体尾癌的直接侵犯。对于累及邻近脏器的胰腺体尾部肿瘤，若通过脏器联合切除可能达到局部根治者，在患者全身情况许可且术者具有这方面经验的条件下，应积极行根治性联合脏器切除术。最新版本的美国 NCCN 指南数据统计，要达到 R0 远端胰腺切除术的要求，高达 40% 的患者切除脾脏以外的器官。

据统计，胰腺癌有 43% ～ 88% 发生淋巴结转移，淋巴结状态是重要的预后因素，因此适当的淋巴结清扫可以提供更准确的术后肿瘤分期、限制淋巴系统播散，对后续治疗提供更合理的指导。对于胰体尾癌切除术淋巴结的清扫范围，目前仍存在一定争议。标准胰体尾癌手术的淋巴结清扫范围包括脾门淋巴结、脾动脉周围淋巴结和胰腺下缘淋巴结，上述淋巴结与标本整块切除。对于病灶位于胰体部者，可清扫腹腔动脉周围淋巴结。而扩大淋巴清扫范围在标准清扫范围基础上，清扫肝总动脉周围淋巴结、腹腔动脉周围淋巴结、肠系膜上动脉周围淋巴结和腹主动脉旁淋巴结（第 16a2 组，第 16b1 组），除第 16 组淋巴结外，上述各组淋巴结被统称为第 1 站（N1）淋巴结。目前证据表明，扩大区域淋巴结清扫不能改善胰腺癌患者预后，甚至可能增加术后并发症的发病率，因此不做推荐。但值得一提的是，近期研究表明 Strasberg 团队提出的根治性顺行模块化胰脾切除术（radical antegrade modular pancreatosplenectomy，RAMPS）较传统根治术可明显降低后腹膜切缘阳性率，从而提高 R0 切除率，进而改善患者预后。其淋巴结清扫范围包括 N1 淋巴结＋肠系膜上动脉（superior mesenteric artery，SMA）、腹腔干前方及左侧淋巴结，此范围更接近于扩大淋巴结清扫，并按照淋巴回流方式充分显露并清扫 N1 所有淋巴结。但目前 RAMPS 手术的应用尚未写入指南，远期疗效需要临床随机对照研究来进一步证实。

专家点评

本病例为典型的胰体尾癌。胰体尾癌占胰腺癌的 20% ～ 30%，与胰头癌相比，胰体尾癌起病更加隐匿并且早期缺乏有效的诊断方法。以手术为主的综合治疗是胰体尾癌的首选治疗方式，但术后低生存率仍是传统胰体尾癌手术难以解决的问题之一。鉴于胰腺癌生物学行为的复杂性，治疗方案与治疗效果之间存在不确定性，胰体尾癌外科手术方式也不能一以贯之，临床实践中应据患者的具体情况选择具体治疗方案，以期最大限度改善患者预后。

病例提供者：赵璐璐　陈应泰

点评专家：赵东兵

参考文献

[1] 赵玉沛，邱江东 . 中国腹腔镜胰腺癌根治术：20 年回顾与展望 . 中华普外科手术学杂志（电子）版，2021，15（3）：4.

[2] SIEGEL R L, MILLER K D, JEMAL A.Cancer statistics, 2020. CA Cancer J Clinicians, 2020, 70（1）：7-30.

[3] 王成锋 . 应把长期生存作为胰腺癌手术的终极目的 . 中华医学杂志，2021，101（10）：4.

[4] 胡浩，曲畅，田孝东，等 . CPDC 及 SEER 数据库中胰腺癌术后患者预后因素的比较研究 . 中华外科杂志，2021，59（9）：773-779.

[5] 中国抗癌协会胰腺癌专业委员会 . 中国胰腺癌综合诊治指南（2020 版）. 中华外科杂志，2021，59（2）：E001.

[6]　CHEN L T, MARTINELLI E, CHENG A L, et al. Pan-Asian adapted ESMO
clinical practice guidelines for the management of patients with intermediate and
advanced/relapsed hepatocellular carcinoma: a TOS-ESMO initiative endorsed by
CSCO, ISMPO, JSMO, KSMO, MOS and SSO. Ann Oncol, 2020, 31（3）:
334-351.

[7]　BJÖRNSSON B, LARSSON A L, HJALMARSSON C, et al.Comparison of
the duration of hospital stay after laparoscopic or open distal pancreatectomy:
randomized controlled trial.Br J Surg, 2020, 107（10）: 1281-1288.

[8]　BJÖRNSSON B, SANDSTRÖM P, LARSSON A L, et al.Laparoscopic versus
open distal pancreatectomy（LAPOP）: study protocol for a single center,
nonblinded, randomized controlled trial. Trials, 2019, 20（1）: 356.

[9]　GAVRIILIDIS P, ROBERTS K J, SUTCLIFFE R P.Laparoscopic versus open
distal pancreatectomy for pancreatic adenocarcinoma: a systematic review and
meta-analysis. Acta Chir Belg, 2018, 118（5）: 278-286.

[10]　SULPICE L, FARGES O, GOUTTE N, et al.Laparoscopic distal pancreatectomy
for pancreatic ductal adenocarcinoma: time for a randomized controlled trial?
Results of an all-inclusive national observational study. Ann Surg, 2015, 262（5）:
868-873, discussion 873-864.

[11]　ZHANG A B, WANG Y, HU C, et al.Laparoscopic versus open distal pancreatectomy
for pancreatic ductal adenocarcinoma: a single-center experience. Journal of
Zhejiang University Science B, 2017, 18（6）: 532-538.

[12]　SHOUP M, CONLON K C, KLIMSTRA D, et al.Is extended resection for
adenocarcinoma of the body or tail of the pancreas justified? J Gastrointest Surg,
2003, 7（8）: 946-952, discussion 952.

[13]　CHRISTEIN J D, KENDRICK M L, IQBAL C W, et al.Distal pancreatectomy
for resectable adenocarcinoma of the body and tail of the pancreas. J Gastrointest
Surg, 2005, 9（7）: 922-927.

[14]　TEMPERO M A.NCCN guidelines updates: pancreatic cancer. J Natl Compr Canc

笔记

Netw，2019，17（5.5）：603-605.

[15] TOL J A，GOUMA D J，BASSI C，et al. Definition of a standard lymphadenec-tomy in surgery for pancreatic ductal adenocarcinoma：a consensus statement by the international study group on pancreatic surgery（ISGPS）. Surgery, 2014, 156(3)：591-600.

[16] MICHALSKI C W，KLEEFF J，WENTE M N，et al.Systematic review and meta-analysis of standard and extended lymphadenectomy in pancreaticoduodenectomy for pancreatic cancer. Br J Surg，2007，94（3）：265-273.

[17] IQBAL N，LOVEGROVE R E，TILNEY H S，et al.A comparison of pancrea-ticoduodenectomy with extended pancreaticoduodenectomy：a meta-analysis of 1909 patients. Eur J Surg Oncol，2009，35（1）：79-86.

[18] STRASBERG S M，DREBIN J A，LINEHAN D.Radical antegrade modular pancreatosplenectomy. Surgery，2003，133（5）：521-527.

[19] ZHOU Y，SHI B，WU L，et al.A systematic review of radical antegrade modular pancreatosplenectomy for adenocarcinoma of the body and tail of the pancreas. HPB（Oxford），2017，19（1）：10-15.

[20] ROSSO E，MANZONI A，ZIMMITTI G，et al. Laparoscopic radical antegrade modular pancreatosplenectomy with venous tangential resection：focus on periadventitial dissection of the superior mesenteric artery for obtaining negative margin and a safe vascular resection. Ann Surg Oncol，2020，27（8）：2902-2903.

病例 06
新辅助化疗 + 根治性胰体尾脾切除术治疗局部进展期胰体尾癌 1 例

病历摘要

患者男性，66 岁。主因"上腹部疼痛 2 月余，发现胰腺占位 1 月余"入院。

【现病史】 患者 2 个月前无明显诱因出现上腹隐痛，1 个月前于外院就诊行腹、盆腔增强 CT 示：胰腺体起始部占位倾向，考虑胰腺癌可能；胃壁可疑受侵；周围多发淋巴结，转移不除外，肠系膜上动脉可疑受累。查肿瘤标志物：CA19-9：521.1 U/mL。遂行超声引导下胰腺穿刺活检，病理示：可见恶性肿瘤细胞，符合腺癌。PET-CT 示：胰腺体部代谢增高灶，部分与胃壁后缘分界不清，考虑恶性病变，周围多发代谢增高结节，转移淋巴结不除外。现患者为求进一步治疗入住我科。目前患者一般情况可，精

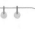

神、睡眠、饮食尚可，大小便正常，无体重下降。

【既往史】 1 月余前在外院就诊检查空腹血糖 14 mmol/L，餐后 2 小时血糖可高达 18 ～ 20 mmol/L，平时无明显口干、多饮，晨起偶有手指麻木，诊断：糖尿病。予以胰岛素治疗，血糖控制可。否认肝炎、结核等传染病，否认手术及输血史，否认食物、药物过敏史。

【个人史】 生于原籍，现居市辖区（北京）。未到过疫区。否认放射线接触史及化学、药物接触史。无不洁性生活史，未患过性病。

【婚育史】 适龄结婚，家庭成员体健。

【家族史】 有恶性肿瘤家族史，两个哥哥死于肺癌。无其他遗传性疾病家族史。

【体格检查】 未见异常，无阳性体征。

【入院诊断】 胰腺恶性肿瘤（cT4N+M0，Ⅲ期）；糖尿病。

【治疗经过】

术前新辅助化疗：入院后考虑患者局部病变较晚，先行新辅助化疗，方案为 AS 方案，具体为白蛋白紫杉醇 250 mg、ivgtt、d1，白蛋白紫杉醇 200 mg、ivgtt、d8，替吉奥 60 mg、po、bid、d1 ～ d14、q21d。化疗 2 个周期后核磁检查（图 6-1）：胰腺体尾部胰管扩张，胰颈 - 体交界处软组织结构紊乱、范围约 3 cm，与周围肠管影、胃壁影分界不清；胃左区结构不清，间隙模糊。CT 检查（图 6-2）：胰腺体尾部萎缩，胰颈 - 体交界处可见类结节，大小约 2.0 cm × 1.3 cm。复查 CA19-9 24.79 U/mL，疗效评价为 PR。维持原方案继续化疗 2 个周期。复查核磁（图 6-3）：胰腺体尾部胰管扩张，胰颈 - 体交界处软组织结构紊乱，边界不

清，范围约 2.8 cm，与周围肠管影、胃壁影分界不清。复查 CT
（图 6-4）：胰腺体尾部萎缩，胰颈 - 体交界处可见类结节，大小
约 2.0 cm×1.3 cm。复查 CA19-9 26.20 U/mL，疗效评价为 PR。
影像学判断为可切除。

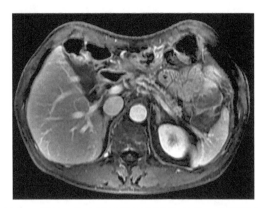

胰腺体尾部胰管扩张，胰颈 - 体交界处软组织结构紊乱、信号混杂，DWI 呈稍高信
号，增强扫描呈混杂稍低强化，边界不清难以测量，范围约 3 cm，与周围肠管影、
胃壁影分界不清；胃左区结构不清，间隙模糊。腹腔、腹膜后多发小淋巴结，大者
短径不足 1 cm。

图 6-1 化疗 2 个周期后核磁

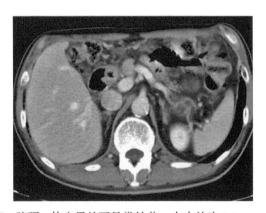

胰腺体尾部萎缩，胰颈 - 体交界处可见类结节，大小约为 2.0 cm×1.3 cm，主胰管
略扩张；腹膜后多发小淋巴结，大者短径约为 0.7 cm，请追随。

图 6-2 化疗 2 个周期后 CT

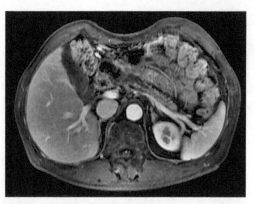

胰腺体尾部胰管扩张，胰颈－体交界处软组织结构紊乱、信号混杂，DWI 呈稍高信号，增强扫描呈混杂稍低强化，边界不清，范围约 2.8 cm，同前大致相仿，与周围肠管影、胃壁影分界不清。

图 6-3　化疗 4 个周期后核磁

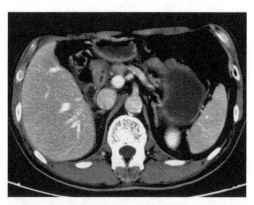

胰腺体尾部萎缩，胰颈－体交界处可见类结节，大小约为 2.0 cm × 1.3 cm，大致同前相仿，主胰管略扩张，同前相仿。

图 6-4　化疗 4 个周期后 CT

手术治疗：4 个周期化疗结束的 1 个月后行手术治疗。全身麻醉成功后，取截石位，常规消毒铺巾，取脐下弧形切口置入 Trocar 作为镜头孔，并分别取左右两侧腋前线肋缘下及锁中线脐上 2 cm 处切小口置入 4 个 Trocar 作为操作孔。

手术过程：术中探查见肿瘤位于胰腺体部，大小约 3 cm × 2 cm，质韧硬，突出胰腺表面，与胃壁炎性粘连，与肠系膜血管界限尚清，决定行全腹腔镜胰体尾 + 脾切除术。切开胃网膜韧带，显露胰腺，自胰腺下缘游离胰体尾及肿瘤，见脾血管包绕于肿瘤内。切断脾胃韧带，游离脾脏及胰体尾，逆行分离，自脾动脉根部结扎切断脾动脉，于胰颈部位结扎切断脾静脉。距肿瘤近段 2 cm 胰颈部以直线切割闭合器切断胰腺，切下标本，并以 3-0 可吸收血管缝合线连续双层缝合加固胰腺断端。仔细止血、冲洗腹腔，于胰腺残端放置负压引流管 2 根，从左侧腹戳孔引出固定。手术顺利，出血 50 mL，未输血。患者术后第 1 天可饮水，鼓励其下床活动；第 3 天进食清流质饮食；第 5 天进食流食；第 8 天拔除腹腔引流管；第 9 天出院。根据术后病理结果，制订下一步诊治计划，定期随访。

术后病理：（大体标本）胰体尾 + 脾切除标本，胰腺大小 9 cm × 3.5 cm × 1 cm，于胰体部可见一肿物，大小 2.5 cm × 1.3 cm × 1.2 cm，多切面切开，切面灰白 / 灰黄、实性、质硬、界欠清，未累及脾，肿物距胰腺切缘 1.2 cm。于胰腺周找到结节数枚，直径 0.2 ～ 1.5 cm。脾大小 12 cm × 7 cm × 3 cm，多切面切开，未见异常。（镜下诊断）胰腺组织内可见极少许腺癌残存，伴数小灶导管内高级别上皮内瘤变，周围显著间质纤维化及腺体萎缩，伴炎细胞浸润，符合中 – 重度治疗反应。脾组织未见异常，胰腺切缘未见肿瘤。淋巴结未见转移癌（0/10）。TNM 分期：ypT2N0M0，Ⅰb 期。

术后辅助治疗：继续行白蛋白紫杉醇联合替吉奥方案辅助化疗 8 个周期，后续复查示患者病情稳定。

病例分析

　　胰腺癌起病隐匿，预后较差，总体 5 年生存率仅在 5% ～ 8%。近年来，胰腺癌的发病率呈上升趋势，预计在未来 10 年内，胰腺癌将成为美国肿瘤相关死亡第 2 位因素。R0 切除目前仍然是唯一可能治愈胰腺癌的方法，然而仅有 20% 左右的胰腺癌患者在确诊时影像学评估为可切除，而大部分患者在确诊时被评估为交界性可切除、局部进展期或晚期。对于局部进展期患者，如果直接进行手术治疗，有可能预后较差。近年来，随着医学技术的进步、肿瘤治疗理念的更新，多学科协作诊疗模式（multi-disciplinary treatment，MDT）得到普及，新辅助治疗的实施使得部分原本难以根治性切除的胰腺癌患者重新获得根治性手术机会，提高了 R0 切除率，进而改善患者的预后。从 NCCN 历年发布的指南中不难发现，胰腺癌的治疗理念在不断更新，尤其是针对交界可切除胰腺癌的治疗：2012 年及以前，建议首选手术治疗；2013 年开始转变为首选新辅助治疗；而自 2016 年开始，则只建议行新辅助治疗。

　　胰腺癌的新辅助化疗最早是在 1992 年就由 Evans 教授等提出的。之后，由于胰腺癌总体化疗敏感性较差，新辅助治疗存在争议。2011 年，胰腺癌辅助治疗出现曙光，Conroy 教授等的研究结果证明 FOLFIRINOX 方案治疗转移性胰腺癌效果优于吉西他滨方案。2013 年，Von Hoff 教授等报道白蛋白紫杉醇联合吉西他滨（AG 方案）治疗晚期胰腺癌效果优于吉西他滨方案。上述研究成果将胰腺癌术后辅助治疗带入了新阶段，同时也为胰腺癌新辅助治疗提供了理论依据。

　　目前，对于交界可切除和局部进展期胰腺癌，NCCN 指南明确指出应先行新辅助治疗，再评估疗效行转化治疗。需要注意的是，交界可切除胰腺癌主要通过术前的影像学评估肿瘤与瘤周主要大血管及脏器的关系来进行定义。多项临床研究证实了新辅助化疗可改善交界可切除胰腺癌患者的预后，提高远期生存率。日本胰腺外科协会回顾性分析了 2011–2013 年间共 884 例交界可切除胰腺癌患者的临床资料，结果显示与直接手术患者相比，接受新辅助化疗的患者总生存期显著延长，且 R0 切除率显著提高。美国霍普斯金大学医学院的研究也得出了相似的结果。对于交界可切除的胰腺癌患者，在手术治疗中，通常需联合血管切除及重建，这在技术上并非难点，但手术创伤较大，术后并发症多，再加上很难达到 R0 切除，患者的整体预后较差。随着新辅助治疗理念的提出和更多高质量循证证据的出现，新辅助化疗为交界性可切除胰腺癌的治疗提供了新的选项。

需要指出的是，对于可切除胰腺癌是否应行新辅助治疗，目前仍存在较大争议。尽管有多项研究证实新辅助治疗可以消除潜在的微转移灶、缩小肿瘤体积、提高 R0 切除率、筛选化疗敏感患者及肿瘤进展迅速的患者等，但目前尚缺乏高质量的循证医学证据证明新辅助治疗可改善可切除胰腺癌患者的预后。有研究显示，接受新辅助治疗的可切除胰腺癌可以提高患者的 R0 切除率和总生存期。日本一项纳入 364 例可切除胰腺癌患者的多中心 Ⅱ / Ⅲ 临床研究（Prep-02/JSAP05）结果显示，新辅助治疗能够延长患者中位生存期，但并没有提高患者的 R0 切除率。相反，荷兰的一项多中心 Ⅲ 期临床研究（PREOPANC）亚组分析结果提示，新辅助治疗并不能提高可切除胰腺癌患者的中位生存期及 R0 切除率。总体来说，对于可切除胰腺癌患者，进行新辅助治疗是否

笔记

中国医学临床百家

获益，目前仍存在较大的争议。2017 年 NCCN 指南仅建议针对具有高危因素（如 CA19-9 显著升高、原发肿瘤巨大、区域淋巴结较大、严重消瘦、剧烈疼痛等）的可切除胰腺癌患者可考虑接受新辅助治疗。

胰腺癌的新辅助化疗方案较多，目前并无最佳方案。NCCN 指南推荐的一线方案为 FOLFIRINOX/mFOLFIRINOX 方案和 GP 方案，对于 BRCA1/2 或 PALB2 突变的患者，推荐将铂类药物作为首选治疗方案。我国肿瘤学会推荐 FOLFIRINOX、吉西他滨联合白蛋白紫杉醇、吉西他滨联合替吉奥或以吉西他滨单药为基础的放化疗方案。此外，替吉奥在胰腺癌新辅助治疗中也获得应用。因此对于胰腺癌患者的新辅助治疗方案的选择，应经 MDT 讨论，结合患者的各方面状况，个体化制定新辅助治疗方案。

专家点评

胰腺癌是常见恶性肿瘤中预后最差的肿瘤之一，R0 切除是唯一可能治愈胰腺癌的方法。但临床实践中，大部分胰腺癌患者确诊时多处于交界性可切除、局部进展期或晚期，直接手术可能无法达到 R0 切除，预后较差。新辅助治疗的实施给这部分患者创造了根治性切除的可能性，进而改善患者的预后。

对于交界性可切除及局部进展期胰腺癌患者，治疗可首选新辅助治疗，力争降低肿瘤负荷，然后进行根治性手术切除。对于可切除的胰腺癌患者是否应进行新辅助治疗，目前仍存在一定的争议，需更高质量的临床试验去进一步探索。

病例提供者：任虎　郭春光

点评专家：白晓枫

参考文献

[1] RAHIB L，SMITH B D，AIZENBERG R，et al.Projecting cancer incidence and deaths to 2030：the unexpected burden of thyroid，liver，and pancreas cancers in the United States. Cancer Res，2014，74（11）：2913-2921.

[2] TEMPERO M A，MALAFA M P，BEHRMAN S W，et al. Pancreatic adenocarcinoma，version 2.2014：featured updates to the NCCN guidelines. J Natl Compr Canc Netw，2014，12（8）：1083-1093.

[3] TEMPERO M A，MALAFA M P，AL-HAWARY M，et al. Pancreatic adenocarcinoma，version 2.2017，NCCN clinical practice guidelines in oncology. J Natl Compr Canc Netw，2017，15（8）：1028-1061.

[4] EVANS D B，RICH T A，BYRD D R，et al. Preoperative chemoradiation and pancreaticoduodenectomy for adenocarcinoma of the pancreas. Arch Surg，1992，127（11）：1335-1339.

[5] CONROY T，DESSEIGNE F，YCHOU M，et al. FOLFIRINOX versus gemcitabine for metastatic pancreatic cancer. N Engl J Med，2011，364（19）：1817-1825.

[6] VON HOFF D D，ERVIN T，ARENA F P，et al. Increased survival in pancreatic cancer with nab-paclitaxel plus gemcitabine.N Engl J Med，2013，369（18）：1691-1703.

[7] TEMPERO M A，MALAFA M P，CHIOREAN E G，et al. Pancreatic adenocarcinoma，version 1.2019. J Natl Compr Canc Netw，2019，17（3）：202-210.

[8] JANG J Y，HAN Y，LEE H，et al. Oncological benefits of neoadjuvant chemoradiation with gemcitabine versus upfront surgery in patients with borderline resectable pancreatic cancer：a prospective，randomized，open-label，multicenter phase 2/3 trial.Ann Surg，2018，268（2）：215-222.

[9] NAGAKAWA Y，SAHARA Y，HOSOKAWA Y，et al. Clinical impact of neoadjuvant chemotherapy and chemoradiotherapy in borderline resectable pancreatic cancer：analysis of 884 patients at facilities specializing in pancreatic surgery. Ann Surg Oncol，2019，26（6）：1629-1636.

[10] JAVED A A, WRIGHT M J, SIDDIQUE A, et al. Outcome of patients with borderline resectable pancreatic cancer in the contemporary era of neoadjuvant chemotherapy. J Gastrointest Surg, 2019, 23（1）：112-121.

[11] MOKDAD A A, MINTER R M, ZHU H, et al. Neoadjuvant therapy followed by resection versus upfront resection for resectable pancreatic cancer: a propensity score matched analysis. J Clin Oncol, 2017, 35（5）：515-522.

[12] MOTOI F, KOSUGE T, UENO H, et al. Randomized phase Ⅱ / Ⅲ trial of neoadjuvant chemotherapy with gemcitabine and S-1 versus upfront surgery for resectable pancreatic cancer（Prep-02/JSAP05）. Jpn J Clin Oncol, 2019, 49（2）：190-194.

[13] VERSTEIJNE E, SUKER M, GROOTHUIS K, et al. Preoperative chemoradio-therapy versus immediate surgery for resectable and borderline resectable pancreatic cancer: results of the dutch randomized phase Ⅲ preopanc trial. J Clin Oncol, 2020, 38（16）：1763-1773.

病例 07
保留十二指肠胰腺钩突肿瘤局部切除术治疗胰腺神经内分泌微腺瘤1例

病历摘要

患者女性，34岁，主因"体检发现胰头占位1个月"入院。

【现病史】患者于1个月前体检发现胰头肿物，无腹痛、腹胀，无恶心、呕吐，无发热，无皮肤黄染等不适。患者为求进一步治疗来我院就诊。患者患病以来饮食睡眠尚可，无发热，大小便通畅，无便血，无黏液，无腹泻及大便干燥，体重无明显变化。

【既往史】否认结核、肝炎等传染病史。否认高血压、心脏病及糖尿病病史。否认药物、食物过敏史。4年前曾在当地医院行剖宫产术，否认其他手术、外伤史。

【体格检查】腹部查体无阳性体征。

【实验室检查】肿瘤标志物：CEA、AFP、CA72-4、CA19-9、

CA24-2 皆在正常范围内。

【影像学检查】

胰腺 MRI（图 7-1）：胰头部见类椭圆形肿物，边界尚清楚，最大截面约 6.0 cm × 4.3 cm，T1WI 以同相位等信号为主，局部可见小片状高信号，反相位可见片状信号减低区；T2WI/FS 略呈高信号，内可见片状低信号；DWI 呈等信号，增强扫描动脉期明显不均匀强化，延迟期持续强化，肿物内可见无强化区。肿物贴邻推压门脉、十二指肠、下腔静脉，未见明确侵犯征象，考虑为胰腺实性假乳头状瘤。

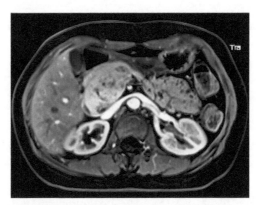

胰头部见类椭圆形肿物，边界尚清楚，最大截面约 6.0 cm × 4.3 cm。

图 7-1　胰腺 MRI

腹部增强 CT（图 7-2）：胰腺头部见类椭圆形肿物，最大截面约 2.8 cm × 4.1 cm，平扫以等密度影为主，内见多发斑片状低密度影，增强扫描为不均匀渐进性强化，边界大部分清楚，贴邻推压门脉、十二指肠、下腔静脉，未见明确侵犯征象。腹腔、盆腔、腹膜后及所示腹股沟区未见明确肿大淋巴结。胰腺头部肿物，考虑实性假乳头状瘤可能性大。

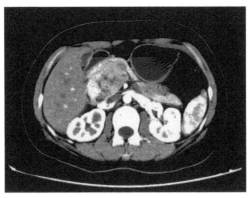

胰腺头部见类椭圆形肿物，最大截面约 2.8 cm × 4.1 cm。

图 7-2　腹部增强 CT

十二指肠镜（图 7-3）：十二指肠球降交界处肠壁充血、水肿，肠腔略扭曲。

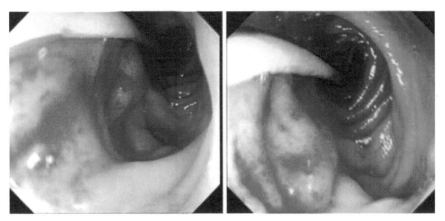

十二指肠球降交界处肠壁充血、水肿，肠腔略扭曲。

图 7-3　十二指肠镜

【治疗经过】

患者入院后完善相关检查，无手术禁忌证。围手术期采用快速康复外科法，术前 1 日不禁食水，不备皮，不做肠道准备。术前不放置胃管。患者行气管插管，全身麻醉。采用"五孔法"放置 Trocar，脐下穿刺建立气腹（压力 12 ～ 15 mmHg），置入

10 mm Trocar 作为观察孔；左侧腋前线肋缘下 2 cm 置入 12 mm Trocar 作为主操作孔；右侧腋前线肋缘下 2 cm、左右锁骨中线平脐上 2 cm 分别置入 5 mm Trocar 作为辅助操作孔。术者立于患者左侧，助手位于右侧，扶镜者位于患者两腿之间。

术中探查：常规进行腹腔探查，肝胆脾未见转移，腹、盆腔未见种植结节。肿瘤位于胰头后方，约 5 cm×4 cm，质硬，与胰腺钩突关系密切。远端胰腺质软，胰管无明显扩张。探查外侧：切开十二指肠外侧的后腹膜，将十二指肠及胰头部向内翻转（Kocher 切口探查），探查如前所述。探查下侧：切开胃结肠韧带，在胰颈部下缘切开后腹膜，解剖、显露肠系膜上静脉，用长弯钳小心游离胰腺与肠系膜上静脉之间隙，见肿瘤位于胰腺钩突处，肠系膜上静脉受压推挤在肿瘤左前方。探查上侧：将胆总管和胃小弯中点之间的胃十二指肠韧带切开，显露肝总动脉，结扎、切断胃右动脉，解剖胰腺上缘的背侧，沿门静脉腹侧向下分离，胰后间隙存在。至此判断肿瘤可切除。

主要步骤：①切断空肠：在十二指肠悬韧带远端 10 cm 处切断空肠，近端结扎，向上推过横结肠系膜裂孔，准备切除，远端备吻合用。②切除胰腺钩突肿瘤：以肿瘤边缘 0.5 cm 为界，向左前方提拉肠系膜上静脉，小心分离肿瘤与肠系膜上静脉间潜在腔隙；因腹腔镜下操作困难，中转开腹。用钝锐性分离结合的方法，仔细分离肿瘤与周围组织间隙，注意保护肿瘤右后方的右肾静脉及肿瘤左后方的下腔静脉及腹主动脉。避开周围重要解剖结构，完整切除胰腺钩突肿瘤；出血点予以缝扎。③切除部分十二指肠：在十二指肠乳头下方降部与水平部交界处切除远端十二指肠，近端肠管放入管型吻合器抵钉座后荷包缝合收紧缝线。

重建消化道：将远端小肠从结肠后穿出，行十二指肠、近端空肠的端侧吻合，关闭空肠开口，浆肌层加固缝合。缝合关闭结肠系膜裂孔。将营养管放入远段空肠，胃管放入吻合口远端减压。于吻合口左、右侧分别放置腹腔镜引流管 1 根，从右侧腹壁分别引出体外并固定。冲洗腹腔，充分止血，逐层缝合腹壁。

患者术后第 1 天拔除胃管，可饮水，鼓励其下床活动。术后出现 A 级吻合口瘘，经保守治疗后痊愈。术后定期随访。

术后病理：（胰头巨大肿物）胰头肿瘤大小为 7.8 cm×5.5 cm×4 cm，镜下胰腺腺泡及胰岛均增生，胰岛神经内分泌细胞呈弥漫微瘤样增生（最大径＜1 mm）。形态符合胰腺神经内分泌微腺瘤（2017 版 WHO 内分泌肿瘤分册）。文献提示该病变可能与 MEN-1 综合征相关，建议结合临床进一步检查。病变未累及空肠，肠管上切缘、下切缘及肿物环周切缘未见肿瘤。免疫组化结果显示：AE1/AE3（＋＋＋），AFP（＋），CD56（＋），ChrA（＋＋＋），Syno（＋＋＋），P53（10%＋），S-100（－），B-Catenin（膜＋），Ki-67（2%＋）。

病例分析

1. 神经内分泌微腺瘤病与 MEN-1 综合征

当胰腺神经内分泌肿瘤（pancreatic neuro endocrine tumor p-NET）最大直径小于 0.5 cm 时，被归类为神经内分泌微腺瘤（neuro endocrine micro adenoma，NEMA）。有文献报道在尸检研究中，胰腺 NEMA 的患病率估计高达 10%，但由于体积小，大多数患者生前从未有过任何症状，临床上无法诊断。当多个神经内分泌微腺瘤同时存在时，则被称为胰腺神经内分泌微腺瘤病（pancreatic neuro endocrine micro adenomatosis，NEMAs）。通常认为NEMAs是一种良性的、无功能的、分化良好的肿瘤，有文献报道该病与MEN-1综合征相关。Anlauf等分析了37例患有微腺瘤病或MEN-1综合征的胰腺组织标本，研究证实NEMAs不仅限于MEN-1或VHL等遗传综合征中。该研究发现至少两种类型的NEMAs：一种与MEN-1综合征相关，另一种在形态学和免疫组学上明显与MEN-1和VHL都不相关，是一种单激素类型的NEMAs，由胰岛素瘤或产生胰高血糖素的肿瘤组成。有专家认为NEMAs的另一个来源可能是与导管相关的内分泌细胞的线性和结节性增生有关。这在患有非MEN-1综合征相关胰高血糖素产生肿瘤的患者中最常见，但也在一些患有MEN-1综合征的患者中发现。因此，专家们认为这两个区室，即导管系统和胰岛，可能均含有在MEN-1和非MEN-1患者中引起NEMAs的肿瘤前祖细胞。

胰腺神经内分泌微腺瘤病是MEN-1综合征的特征之一，但胰腺神经内分泌微腺瘤病并不完全是MEN-1综合征特有的，它也可能独立于MEN-1和VHL等遗传综合征而单独发生。

2. 胰腺肿瘤局部切除

近年来，随着CT/MRI检测精度的提升及超声内镜技术的广泛开展，胰腺良性及低度恶性肿瘤术前诊断的准确性大大提高。胰腺良性及低度恶性肿瘤包括浆液性囊腺瘤、导管内乳头状黏液瘤、实性假乳头瘤等外分泌肿瘤、胰岛素瘤、无功能性神经内分泌肿瘤等，过往对此传统手术多根据肿瘤所在部位行胰十二指肠切除术或胰体尾切除术，尽管可以达到R0切除，但对于良性及低度恶性肿瘤患者远期的生活质量有较大影响。随着近年胰腺手术技巧的提高，许多专科医师开始探索在保证肿瘤完整切除的基础上兼顾损伤控制及器官功能保留的胰腺局部切除术。胰腺肿瘤的局部切除术是指将胰腺肿瘤完整切除，可包括周围少量正常胰腺组织的切除，虽然能够完整切除肿瘤，但不容易行周围淋巴结的清扫。一般认为该手术治疗胰腺肿瘤的适应证为胰腺的良性肿瘤、恶性度较低的肿瘤，特别是与胰管距离较远、呈外生性生长的肿瘤。对于这类肿瘤，局部切除时只要切缘干净，手术后局部复发和远处转移的可能性都很小，且保留了足够多的胰腺实质，术后出现胰腺内外分泌功能障碍的可能性大大降低。Falconi 等比较分析了胰腺肿瘤局部切除、胰十二指肠切除、远端胰腺切除后胰腺功能受损的长期随访结果，发现胰腺肿瘤局部切除组内外分泌功能障碍发生率均显著低于后二者。其他前瞻性和回顾性的研究亦证明对于胰腺的良性肿瘤、恶性度较低的肿瘤的治疗，胰腺局部切除术是可行且安全的。

目前临床还没有统一的胰腺肿瘤局部切除术的指征，有学者提出可能适合的指征为：①良性、低度恶性胰腺肿瘤。②肿瘤与主胰管的距离＞ 2 mm。③肿瘤的直径＜ 4 cm；肿瘤的主体位于胰腺实质外、呈外生性生长、瘤体与胰腺接触的基底面较小时，肿瘤的直径可＞ 4 cm。

专家点评

该病例根据术前腹部增强 CT 及胰腺 MRI，考虑为胰腺实性假乳头状瘤，属低度恶性胰腺肿瘤。虽然患者肿瘤的直径＞ 4 cm，且肿瘤贴邻推压门脉、十二指肠、下腔静脉，但未见明确侵犯征象，可尝试行局部切除术。由于肿瘤巨大，毗邻胰管，所以术后出现 A 级胰瘘，经保守治疗后痊愈。有关文献报道显示，肿瘤直径＞ 2 cm 或肿瘤紧邻主胰管时接受局部切除术会增加术后胰瘘的发生率，但术后胰瘘通常为 A 级或 B 级，较少引起严重后果。为避免术后胰瘘的发生，对于毗邻胰管的肿瘤可考虑术前经十二指肠逆行胰胆管造影放置胰管支架作为术中胰管标记，术中即可做到明确胰管位置，操作尽量远离胰管，且不慎损伤时可及时发现和修补。

病例提供者：包满都拉　陈应泰

点评专家：赵东兵

参考文献

[1] KLIMSTRA D S A R, CAPELLA C. Tumors of the endocrine pancreas// BOSMAN F T, CARNEIRO F, HRUBAN R H, et al. World health organization classification of tumors. Pathology and genetics of tumors of the digestive system lyon.France：IARC Press, 2010：322–326.

[2] KIMURA W, KURODA A, MORIOKA Y.Clinical pathology of endocrine tumors of the pancreas. Analysis of autopsy cases. Dig Dis Sci, 1991, 36（7）：933-942.

[3] BABIC B, KEUTGEN X, NOCKEL P, et al.Insulinoma due to multiple pancreatic microadenoma localized by multimodal imaging. J Clin Endocrinol Metab, 2016, 101（10）：3559-3563.

[4] KLÖPPEL G, WILLEMER S, STAMM B, et al.Pancreatic lesions and hormonal profile of pancreatic tumors in multiple endocrine neoplasia type Ⅰ. An immunocytochemical study of nine patients. Cancer, 1986, 57（9）：1824-1832.

[5] ANLAUF M, SCHLENGER R, PERREN A, et al.Microadenomatosis of the endocrine pancreas in patients with and without the multiple endocrine neoplasia type 1 syndrome.Am J Surg Pathol, 2006, 30（5）：560-574.

[6] ANLAUF M, PERREN A, KLÖPPEL G.Endocrine precursor lesions and microadenomas of the duodenum and pancreas with and without MEN1：Criteria,

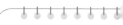

molecular concepts and clinical significance. Pathobiology，2007，74（5）：279-284.

[7]　FALCONI M，MANTOVANI W，CRIPPA S，et al. Pancreatic insufficiency after different resections for benign tumours. Br J Surg，2008，95（1）：85-91.

[8]　HÜTTNER F J，KOESSLER-EBS J，HACKERT T，et al. Meta-analysis of surgical outcome after enucleation versus standard resection for pancreatic neoplasms. Br J Surg，2015，102（9）：1026-1036.

[9]　WEILIN M，XU H，YANG L，et al. Propensity score-matched analysis of clinical outcome after enucleation versus regular pancreatectomy in patients with small non-functional pancreatic neuroendocrine tumors. Pancreatology，2020，20（2）：169-176.

[10]　朱坚刚，喻强，秦锡虎 . 胰腺肿瘤局部切除术的临床研究 . 实用临床医药杂志，2017，21（21）：209-211.

病例 08
内镜放置胰管胆管支架引导下胰腺钩突肿物局部切除治疗胰腺钩突神经内分泌肿瘤1例

病历摘要

患者男性，60岁，主因"腹痛2个月"入院。

【现病史】 患者于2个月前无诱因出现中腹部疼痛，不剧烈，但持续存在，伴有食欲减退，无恶心、呕吐，无发热，无皮肤巩膜黄染，无皮肤瘙痒，就诊于当地医院，行腹部增强 MRI 检查发现胰腺肿物，行胃镜检查考虑为食管裂孔疝、反流性食管炎。患者得病以来饮食睡眠尚可，大小便通畅，无便血，无黏液，无发热，无腹泻及大便干燥，体重无明显变化。

【既往史】 体健，否认结核、肝炎等传染病史。否认高血压、心脏病及糖尿病病史。否认药物、食物过敏史。否认手术、外伤史。

笔记

【体格检查】　腹部查体无阳性体征。

【影像学检查】

胰腺 MRI（图 8-1）：胰头部见可见结节，大小约 2.1 cm×
2.0 cm，T1WI/DUAL 呈低信号，T2WI/FS 呈稍低信号，DWI 呈
高信号，增强扫描呈明显高强化，边界尚清，贴邻胆总管。胰头
部结节，神经内分泌肿瘤可能性大。

腹部增强 CT（图 8-2）：胰头部结节，大小约 2.7 cm×1.9 cm，
边界清楚，病变始终呈明显不均匀强化。胰头部结节，考虑神经
内分泌肿瘤。

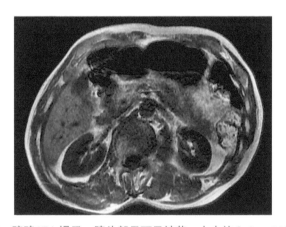

图 8-1　胰腺 MRI 提示：胰头部见可见结节，大小约 2.1 cm×2.0 cm

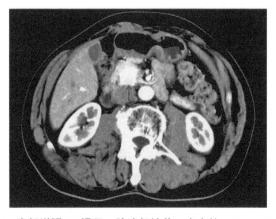

图 8-2　腹部增强 CT 提示：胰头部结节，大小约 2.7 cm×1.9 cm

【治疗经过】

患者入院后完善相关检查，无手术禁忌证。术前行经十二指肠逆行胰胆管造影放置胰管支架和胆管支架作为术中胰胆管标记（图8-3）。围手术期采用快速康复外科法，术前1日不禁食水，不备皮，不做肠道准备。术前不放置胃管。患者行气管插管，全身麻醉。采用"五孔法"放置Trocar，脐下穿刺建立气腹（压力为12～15 mmHg），置入10 mm Trocar作为观察孔；左侧腋前线肋缘下2 cm置入12 mm Trocar作为主操作孔；右侧腋前线肋缘下2 cm、左右锁骨中线平脐上2 cm分别置入5 mm Trocar作为辅助操作孔。术者立于患者左侧，助手位于右侧，扶镜者位于患者两腿之间。

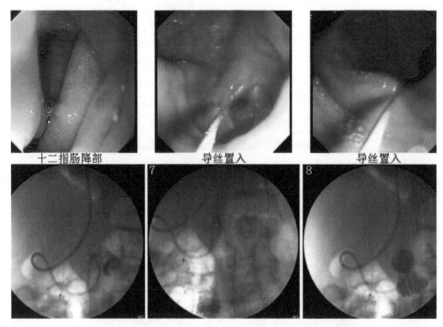

十二指肠降部　　　　　　导丝置入　　　　　　导丝置入

图8-3　经十二指肠逆行胰胆管造影放置胰管支架和胆管支架

手术过程：常规进行腹腔探查，肝胆脾未见转移，腹、盆腔未见种植结节。肿瘤位于胰头下方，大小约为2 cm×2 cm，质

笔记

硬，胰头部背侧及主动脉和下腔静脉腹侧的间隙未受侵，胰体尾正常质地。探查外侧：切开十二指肠外侧的后腹膜，将十二指肠及胰头部向内翻转（Kocher 切口探查），探查如前所述。探查下侧：切开胃结肠韧带，在胰颈部下缘切开后腹膜，解剖、显露肠系膜上静脉，结扎、离断右结肠静脉，小心游离胰腺与肠系膜上静脉之间隙，未见明显受侵。切除胰腺钩突肿瘤，距肿瘤 0.5 cm 处完整切除肿物，全程未见标记的胰胆管、胰胆管支架；出血点予以缝扎。于胰头后方创面、胰头前方分别放置腹腔镜引流管 1 根，从右侧腹壁分别引出体外并固定。冲洗腹腔，充分止血，逐层缝合腹壁。患者术后第 1 天拔除胃管，可饮水，鼓励其下床活动。术后患者因胰管支架诱发了胰腺炎，拔除胰管支架后症状缓解。根据术后病理结果，制订下一步诊治计划，定期随访。

术后病理：（胰腺钩突肿物）胰腺神经内分泌肿瘤（NET G1），伴纤维化，未见明确核分裂象。肿瘤最大径为 2 cm，未见明确脉管瘤栓及神经侵犯。免疫组化结果显示：CD56（+++），Syno（+++），ChrA（+++），AE1/AE3（+++），Ki-67（+1%），Vimentin（－），B-Catenin（膜 +），CD10（－）。

📋 病例分析

神经内分泌肿瘤（neuro endocrine neoplasms，NENs），一组起源于神经内分泌细胞的肿瘤，可发生于全身各个器官，以肺、消化道和胰腺神经内分泌肿瘤比较多见。胰腺神经内分泌肿瘤（pancreatic neuro endocrine tumors，pNETs）占所有胰腺恶性肿瘤的 3%～5%，近年来其发病率呈上升趋势。临床上根据肿瘤是否释放激素产生症状，可将 pNETs 分为功能性和无功能性 pNETs，其中大部分 pNETs 是无功能性的。功能性 pNETs 根据他们产生不同激素引起相关的临床症状可分为：胰岛素瘤、胃泌素瘤、胰高血糖素瘤、生长抑素瘤、血管活性肠肽瘤等。

对于 pNETs 的诊断主要包括：CT、MRI、PET-CT、生长抑素受体显像、超声内镜等检查方法。CT 和 MRI 是 pNETs 诊断的常规项目。超声内镜可进行穿刺获取肿瘤组织，进行病理诊断。生长抑素受体显像（somatostatin receptor scintigraphy，SRS）进行的基本原理是基于神经内分泌肿瘤广泛表达生长抑素受体，可以进行全身系统的显像。此外研究表明，68Ga-DOTA- 生长抑素类似物（68Ga-SSA）结合 PET-CT 的显像对于 pNETs 具有很高的特异性，结果较 SRS 及其他检测手段更为灵敏。对于功能性 pNETs，可依据其分泌激素的种类，来协助诊断。当然病理诊断仍是诊断 pNETs 的金标准。对于 pNETs 的治疗，目前仍是以手术为主的综合治疗。对于可切除肿瘤，建议进行手术治疗，治疗的原则为 R0 切除，根据肿瘤的大小及部位可选择局部剜除术、胰体尾切除术、胰十二指肠切除术、联合脏器切除等术式。对于局部复发、孤立的远处转移或不可切除的 pNETs，经治疗后若转为可切除病灶且条件允许，建议手术切除。对于无法进行 R0 切除的病灶，是否进行姑息性手术切除仍存在争议。根据切除后的病理诊断，进行化疗、靶向等术后辅助治疗。

虽然近年来很多前瞻性和回顾性的研究证明对于胰腺的良性肿瘤、恶性度较低的肿瘤，行胰腺局部切除术是可行且安全的，但术后胰瘘的发生率很高，而后者是影响胰腺切除短期预后的重要因素，对手术相关病死率、住院时间和医疗费用有重要影响。

局部切除术后胰瘘发生率增高的主要原因可能有：①与常规的胰腺切除术不同，肿瘤局部切除术保留了胰腺解剖学上的连续性，切除肿瘤后胰腺组织仅有一基底切面，无横断面，无法从胰腺的横断面上观察主胰管的管径和形态；基底切面较大时也无法确保切面上的小胰管是否被完整结扎，造成术后胰瘘的发生率有所升高。②副胰管在胰头内的走行具有多种类型。在对胰头部肿瘤行局部切除时，术中容易损伤副胰管。③ Oddis 括约肌功能仍存在。以下几项措施可能有助于降低局部切除术后胰瘘的发生率：①术前完善 CT 或 MRI、超声内镜等影像学检查。超声内镜对肿瘤的形态、细微结构及与胰管关系的观察具有很高的临床价值。②术中必要时也可行超声探查，明确肿瘤与主胰管的位置，肿瘤边界距离主胰管 2 ～ 3 mm 时才能保证切缘干净并且不伤及主胰管。③术中应注意保护主胰管，分离切除肿瘤时切记主胰管的位置，可术前放置胰管导管作为主胰管的引导。因为需要切开 Oddis 括约肌和引流胰液，因而放置胰管支架，且胰管支架还能降低术后胰管内压力，降低术后胰瘘的发生率。Rieder 等的一项前瞻性非随机对照研究表明，胰管括约肌切开＋支架置入可减少外科胰腺远端切除术后胰瘘发生率。一篇纳入 4 项研究共 416 例患者的 Meta 分析显示，放置胰腺外支架可降低术后胰瘘发生率。但是由于缺乏大样本量的临床研究，关于预防性 ERCP 胰管支架置入术预防术后胰瘘的效果，目前尚无定论。如果不慎发生主胰管损伤，则需要联合行胰管空肠的吻合术。④术前评估胰瘘风险较高的患者可在术中放置空肠营养管，术后早期开始肠内营养，对加速胰瘘愈合具有一定的帮助。⑤术后可使用生长抑素，虽不能防止术后发生胰瘘，但能减少胰液流量，结合胃肠道外营养等全身

笔记

治疗措施，可以使胰瘘局限化，促进创面闭合，从而对降低胰瘘的危害性可能具有一定的价值。

 专家点评

对于可切除的胰头肿瘤，传统的手术方式主要为胰十二指肠切除术，但该术式对患者创伤大，术后并发症发生率高，且手术费用高。本病例根据患者术前腹部增强 CT 及胰腺 MRI，考虑为胰腺神经内分泌瘤，属低度恶性胰腺肿瘤，且患者肿瘤直径＜4 cm，与主胰管、胆管毗邻，关系不确切。因此，治疗上选择对患者采用局部切除术，并于术前放置胰管支架和胆管支架作为术中胆管和胰管的引导，且于术前切开 Oddis 括约肌和引流胰液，从而有效降低了术中损伤胰胆管及术后胰瘘的发生概率。患者术后出现胰腺炎，可能与 ERCP 放置胰管支架相关，经拔除胰管支架和对症治疗后症状缓解。

病例提供者：包满都拉　任虎　赵东兵

点评专家：陈应泰

参考文献

[1] DASARI A，SHEN C，HALPERIN D，et al. Trends in the incidence, prevalence, and survival outcomes in patients with neuroendocrine tumors in the united states. JAMA oncology, 2017, 3（10）：1335-1342.

[2] LI X G，GOU S M，LIU Z Q，et al. Assessment of the American joint commission on cancer 8th edition staging system for patients with pancreatic neuroendocrine tumors：a surveillance, epidemiology, and end results analysis.Cancer Med, 2018, 7（3）：626-634.

[3]　中国临床肿瘤学会神经内分泌肿瘤专家委员会 . 中国胃肠胰神经内分泌肿瘤专家共识（2016 年版）. 临床肿瘤学杂志，2016，21（10）：927-946.

[4]　HOFLAND J，KALTSAS G，DE HERDER W W. Advances in the diagnosis and management of well-di erentiated neuroendocrine neoplasms. Endocrine reviews，2020，41（2）：371-403.

[5]　RIEDER B，KRAMPULZ D，ADOLF J，et al. Endoscopic pancreatic sphinctero-tomy and stenting for preoperative prophylaxis of pancreatic fistula after distal pancreatectomy. Gastrointest Endosc，2010，72（3）：536-542.

[6]　PATEL K，TETA A，SUKHARAMWALA P，et al. External pancreatic duct stent reduces pancreatic fistula：a meta-analysis and systematic review. Int J Surg，2014，12（8）：827-832.

[7]　中华医学会消化内镜学分会，中国医师协会内镜医师分会，北京医学会消化内镜学分会 . 中国胰瘘消化内镜诊治专家共识（2020，北京）. 临床肝胆病杂志，2021，37（4）：803-808.

病例 09
胰头实性假乳头状瘤 1 例

病历摘要

患者女性，49 岁。主因"体检发现胰腺肿物 20 天"就诊。

【现病史】 患者于 20 天前体检发现胰腺肿物，患者无腹痛、腹胀，无黄疸，无皮肤瘙痒，无恶心、呕吐等。未经任何治疗，为求进一步诊治来我院。患者自发病以来，饮食睡眠尚可，大小便通畅，无发热，无明显体重下降。

【既往史】 否认结核、肝炎等传染病史。否认高血压、心脏病及糖尿病等慢性病史。否认药物、食物过敏史。否认外伤及手术史。

【个人史】 生于原籍，未到过疫区。否认外地久居史，无烟酒嗜好，否认毒物及放射性物质接触史。

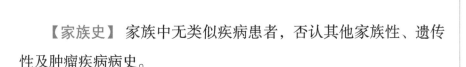

【家族史】　家族中无类似疾病患者，否认其他家族性、遗传性及肿瘤疾病病史。

【体格检查】　心肺未见明显异常，全身皮肤黏膜无黄染，浅表淋巴结未触及，腹部平坦、无包块，腹式呼吸存在，无胃肠型及蠕动波，无腹壁静脉曲张，全腹无压痛及反跳痛，无肌紧张，无液波震颤，无振水音。肠鸣音正常，3～5 次／分。

【影像学检查】

腹、盆部增强 CT（图 9-1）：胰头部肿物，最大截面约 5.9 cm×4.1 cm，边界尚清，呈多结节融合或明显分叶状，增强扫描呈渐进性不均匀强化，强化程度低于周围胰腺实质，病变推压十二指肠降段。胰腺体、尾部形态正常，未见萎缩。胰管未见扩张。肝内外胆管未见扩张。腹腔、盆腔、腹膜后未见明确肿大淋巴结。肝内多发低密度影，部分边界清晰，部分边界欠清，大者约 6.4 cm×5.3 cm。影像诊断：胰头部肿物，倾向良性或低度恶性，实性假乳头状瘤可能性大；肝内多发低密度影，部分边界清晰，考虑囊肿，部分边界欠清，性质待定，建议结合 MRI。

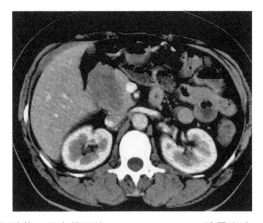

图 9-1　胰头部肿物，最大截面约 5.9 cm×4.1 cm，边界尚清，呈多结节融合或明显分叶状，增强扫描呈渐进性不均匀强化

胰腺增强 MRI+DWI：胰头部可见不规则肿物，呈多结节融合或明显分叶状，边缘清晰，约 5.8 cm×3.6 cm×3.7 cm。T1WI/DUAL 呈低信号；T2WI/FS 混杂中高信号，内可见结节状低信号；DWI 混杂高信号，蒙片可见多发结节状高信号，增强扫描可见肿物呈渐进性不均匀强化，但低于胰腺实质。肿物推压十二指肠降段。胰腺体、尾部形态正常，未见萎缩。胰管未见扩张。肝内外胆管未见扩张。腹腔、腹膜后未见明确肿大淋巴结。影像诊断：胰头部肿物伴出血，考虑良性或低度恶性肿瘤，实性假乳头状瘤可能性大；扫描范围内肝脏左叶多发囊肿，左内叶结节，考虑良性，不典型血管瘤不除外。

【治疗经过】

患者完善相关检查，无手术禁忌证，于 2019 年 4 月 23 日全身麻醉下行胰头十二指肠切除术。

手术过程：术中探查见肿瘤位于胰头部，大小约 6 cm×4 cm，胰头背侧及主动脉和下腔静脉腹侧的间隙未受侵，胰体尾较硬；胰腺与肠系膜上静脉之间隙未受侵；解剖胰腺上缘的背侧，沿门静脉腹侧向下分离，胰后间隙存在，判断肿瘤可切除。术中行空肠–胰腺端端套入吻合，行空肠–胆总管端侧吻合，行胃–空肠吻合，再加 Braun 侧侧吻合；远段空肠放置空肠营养管，近段空肠放置胃管以减压，丁胰空肠吻合口放置引流管及胆道支撑管，手术历时 6 小时，术中输血 200 mL，术后安返病房。

患者术后第 6 天排气，逐步恢复经口进食。术后曾经出现发热，腹腔引流管浑浊，考虑为腹腔感染，给予抗生素治疗后好转，术后未出现胰瘘、胆瘘及吻合口瘘等并发症，术后 3 周出院。

术后病理：胰腺实性假乳头状肿瘤，伴出血囊性变及间质玻璃样变。肿瘤最大径为 6.5 cm，局灶侵犯被膜及周围胰腺组织，未侵犯胆总管壁、十二指肠壁。胃切缘、十二指肠切缘、胰腺切缘及胆总管切缘均未见肿瘤。淋巴结未见转移性肿瘤（0/16），其中胃大弯淋巴结 0/5，胰腺周围淋巴结 0/8，胆囊颈周围淋巴结 0/1，第 8 组淋巴结 0/2。免疫组化结果显示：Vimentin（+++），AE1/AE3（+），B-Catenin（+++），CD10（+++），Syno（+），ChrA（-），ER（-），PR（++），cK7（-），Ki-67（+3%）。

病例分析

实性假乳头状肿瘤（solid pseudopapillary neoplasm，SPN），是一种罕见的胰腺肿瘤，占胰腺外分泌肿瘤的 0.2% ～ 2.7%，属于胰腺囊性肿瘤（pancreatic cystic neoplasms，PCNs）中的一种。SPN 最早由 Frantz 在 1959 年报道。近年来，SPN 发病率逐渐增加，这可能与 CT 更多地应用于腹部检查有关。世界卫生组织于 1996 年将这类肿瘤列为实性假乳头状瘤（solid pseudopapillary tumor，SPT），2010 年将其重新分类为 SPN。SPN 常见于 20 ～ 30 岁的年轻女性，患者多无明显临床症状，常为体检时进行影像学检查发现。肿瘤常位于胰头、胰体、胰尾部，属于低度恶性，但也常有局部侵犯。

治疗原则方面，由于 SPN 无论行根治术与否均存在远处转移或复发的可能性，所以所有的 SPN 均推荐手术治疗。如肿瘤较小、包膜完整且与周围组织界限清楚，可行局部剜除术。对周围组织有明显侵犯者，应当予以扩大切除范围以减少术后复发。因极少发生淋巴结转移，故不必常规清扫胰周淋巴结，胰体尾部肿瘤亦可保留脾脏。

手术原则方面，主要是彻底切除肿瘤、保护胰腺内外分泌功能，术中要全面探查胰腺，必要时需使用超声定位，避免遗漏小病灶，亦可判断肿瘤与主胰管的关系。此类肿瘤大多为良性或低度恶性，手术切除即可治愈，然而手术并发症发生率一直较高。因此，严格把握手术指征，遵循诊治路径，结合目前的手术临床证据和不同患者的具体情况，制定合理的手术干预方案，达到对患者创伤最小而疗效最大化的目标始终是制定治疗方案的基石。

手术方式选择方面，可根据肿瘤不同的生长位置，选择不同术式。胰头部肿瘤可行胰十二指肠切除术、保留幽门的胰十二指肠切除术、Beger 手术或钩突肿物局部切除术，具体应根据病变所在胰头部位及术者水平而定，必要时清扫胰周淋巴结；胰体尾部肿瘤可行远端胰腺切除术；胰体中段肿瘤推荐行胰腺中段部分切除术；胰腺边缘性肿瘤可行单纯肿瘤剜除术；胰腺多灶性肿瘤可行全胰切除术。

术后随访方面，SPN 患者若完全切除（R0）后 5 年存活率＞95%，一般无须长期随访。术后复发的高危因素有：①非根治性切除。②肿瘤直径较大。③年轻男性患者。④术中发生肿瘤破裂。⑤周围神经或血管浸润、周围胰腺实质浸润。对于此类患者，建议每年进行 1 次影像学检查，持续终身。

本例患者有以下特点：①患者为中年女性，无症状，由体检发现。②胰腺增强 MRI：胰头部可见不规则肿物，呈多结节融合或明显分叶状，边缘清晰。T1WI/DUAL 低信号；T2WI/FS 混杂中高信号，内可见结节状低信号；DWI 混杂高信号，蒙片可见多发结节状高信号，增强扫描可见肿物呈渐进性不均匀强化，但低于胰腺实质。以上均属于 SPN 的典型 MRI 表现。所有 SPN

无论大小，均建议行手术治疗，且该患者无明显手术禁忌证，所以给予了积极的手术切除治疗。③该患者肿瘤位于胰头，肿瘤较大，且术中探查发现肿瘤与肠系膜上静脉炎性粘连较紧密，无法行局部切除，所以选择了行开腹胰十二指肠切除术。手术顺利，术后患者出现腹腔感染，经保守抗感染治疗后好转出院。④术后病理明确为胰腺实性假乳头状肿瘤，伴出血囊性变及间质玻璃样变，肿瘤最大径为 6.5 cm，局灶侵犯被膜及周围胰腺组织，未侵犯胆总管壁、十二指肠壁，各切缘均阴性，淋巴结未见转移性癌（0/16），Ki-67（+3%）。术后随访方面，患者完全切除（R0），术后 5 年存活率＞95%，一般无须长期随访，但该患者肿瘤直径较大，且侵犯被膜及周围胰腺组织，存在复发高危因素，所以建议每年进行 1 次影像学检查，持续终身。⑤此类肿瘤大多为良性或低度恶性，虽然手术并发症发生率较高，但目前手术治疗仍是首选治疗方式。对于存在手术禁忌证而无法耐受手术的高龄高危患者，可选择非手术治疗，如 EUS 引导下注射消融术、光动力疗法、化疗及放疗等，但其疗效及适应证尚缺乏大样本研究支持，目前尚不推荐。

　　胰腺常见的四种囊性肿瘤包括实性假乳头状肿瘤、浆液性囊性肿瘤、黏液性囊性肿瘤、导管内乳头状黏液性肿瘤，其对比如下（表 9-1）。

表 9-1　胰腺常见的四种囊性肿瘤对比

	好发年龄段	性别差异	好发部位	囊液特征	影像学特征	恶变倾向
浆液性囊性肿瘤	老年	女性常见	约 50% 在胰体尾部	清亮、稀薄、CEA 与淀粉酶水平低	多微囊，蜂窝状，囊壁较薄，中心可见星状瘢痕及钙化	很低

（续表）

	好发年龄段	性别差异	好发部位	囊液特征	影像学特征	恶变倾向
黏液性囊性肿瘤	中年	女性常见	80%～90%在胰体尾部	黏液、常黏稠，CEA水平高，淀粉酶水平低	多单发，囊壁较厚，可见壁结节、蛋壳样钙化及分隔	中等至高等
导管内乳头状黏液性肿瘤	老年	男女相当	胰头、钩突	黏液、常黏稠，CEA水平中等或高，淀粉酶水平高	胰管扩张，囊实性混合，边界清晰	主胰管受累则为高等，分支胰管受累则为中等
实性假乳头状肿瘤	青年	女性常见	胰头、胰体、胰尾部	可见坏死碎片，CEA与淀粉酶水平均低	实性肿块内可见液体与出血混合的特征	低度恶性，常局部受侵

专家点评

　　本例患者病灶位于胰头，直径较大，影像学显示肿瘤与胰十二指肠血管弓关系密切，无法局部切除，故选择行胰十二指肠切除术，手术顺利，术后恢复好。患者术后病理明确为胰腺实性假乳头状肿瘤，伴出血囊性变及间质玻璃样变，但肿瘤直径6.5 cm，较大，局灶侵犯被膜及周围胰腺组织，存在复发高危因素，所以术后需长期随访。

病例提供者：邢兆东　陈应泰

点评专家：赵东兵

笔记

参考文献

[1] 彭承宏, 郝纯毅, 戴梦华, 等. 胰腺囊性疾病诊治指南 (2015). 中国实用外科杂志, 2015, 35 (9): 955-959.

[2] TANAKA M, CHARI S, ADSAY V, et al. International consensus guidelines for management of intraductal papillary mucinous neoplasms and mucinous cystic neoplasms of the pancreas. Pancreatology, 2006, 6 (1/2): 17-32.

[3] TANAKA M, FERNÁNDEZ-DEL CASTILLO C, ADSAY V, et al. International consensus guidelines 2012 for the management of IPMN and MCN of the pancreas. Pancreatology, 2012, 12 (3): 183-197.

[4] DEL CHIARO M, VERBEKE C, SALVIA R, et al. European experts consensus statement on cystic tumours of the pancreas. Dig Liver Dis, 2013, 45 (9): 703-711.

[5] WERNER J B, BARTOSCH-HÄRLID A, ANDERSSON R. Cystic pancreatic lesions: current evidence for diagnosis and treatment. Scand J Gastroenterol, 2011, 46 (7/8): 773-788.

[6] BRUGGE W R, LAUWERS G Y, SAHANI D, et al. Cystic neoplasms of the pancreas. N Engl J Med, 2004, 351 (12): 1218-1226.

[7] SPINELLI K S, FROMWILLER T E, DANIEL R A, et al. Cystic pancreatic neoplasms: observe or operate. Ann Surg, 2004, 239 (5): 651-657, discussion 657-659.

[8] LEE C J, SCHEIMAN J, ANDERSON M A, et al. Risk of malignancy in resected cystic tumors of the pancreas ≤ 3 cm in size: is it safe to observe asymptomatic patients? A multi-institutional report. J Gastrointest Surg, 2008, 12 (2): 234-242.

病例 10
胰腺导管内乳头状黏液腺瘤1例

病历摘要

患者女性，63岁。主因"体检发现胰腺肿物7月余"就诊。

【现病史】患者于7个月前体检发现胰腺囊性肿物，无腹痛、腹胀，无黄疸，无皮肤瘙痒，无恶心、呕吐等。后定期复查，未见肿物明显增大。为求进一步治疗来我院就诊。患者自发病以来，饮食睡眠尚可，大小便通畅，无发热，无明显体重下降。

【既往史】1987年行剖腹产术。2015年因左乳腺癌行左乳切除术，术后行内分泌治疗。否认结核、肝炎等传染病史。否认高血压、心脏病及糖尿病等慢性病史。否认药物、食物过敏史。否认外伤史。

【个人史】生于原籍，现居住北京市，未到过疫区。否认外地久居史，无烟酒嗜好，否认毒物及放射性物质接触史。

【家族史】　家族中无类似疾病患者，否认其他家族性、遗传性及肿瘤疾病病史。

【体格检查】　心肺未见明显异常。全身皮肤黏膜无黄染，浅表淋巴结未触及，腹部平坦、无包块，腹式呼吸存在，无胃肠型及蠕动波，无腹壁静脉曲张，全腹无压痛及反跳痛，无肌紧张，无液波震颤，无振水音。肠鸣音正常，3～5 次 / 分。

【实验室检查】CA19-9 37.24 U/mL，CEA 1.78 ng/mL，CA24-2 42.77 U/mL。

【影像学检查】　腹、盆部增强 CT（图 10-1）：胰腺钩突可见一囊性肿物，约 2.6 cm×1.8 cm，胰管及胆管未见明确异常扩张。腹腔、盆腔、腹膜后、双侧腹股沟区未见明确肿大淋巴结。脾门区结节，强化程度与脾脏实质相仿。肝脏、胆囊、脾脏、双肾、双侧肾上腺、膀胱、子宫及双附件未见明确异常。影像诊断：胰腺钩突囊性肿物，囊腺瘤？IPMN? 副脾。

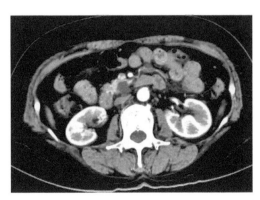

图 10-1　胰腺钩突可见一囊性肿物，约 2.6 cm×1.8 cm，胰管及胆管未见明确异常扩张

胰腺增强 MRI+DWI+MRCP（图 10-2）：胰腺钩突可见一长 T1、长 T2 囊性信号结节，边界清晰，囊内似见线样分隔，大小约 2.8 cm×15 cm，增强囊壁及囊内分隔可见轻度强化。十二指肠降段扩张欠佳，未见明确肿物。胆囊内可见分层现象。脾脏、双侧肾上腺及双肾未见明确异常。腹腔、腹膜后未见明确肿大淋巴结。未见腹腔积液。MRCP：胆囊内可见分层，肝内外胆管、胰管走行自然，未见明确狭窄、扩张及充盈缺损。影像诊断：胰腺钩突囊性结节，分支胰管型 IPMN？警惕有恶变可能，请结合临床。十二指肠未见明确肿物，请结合镜检。胆囊内胆汁淤积可能。

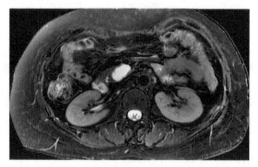

图 10-2　胰腺钩突可见一长 T1、长 T2 囊性信号结节，边界清晰，囊内似见线样分隔，大小约 2.8 cm×15 cm，增强囊壁及囊内分隔可见轻度强化

【治疗经过】

完善检查，未见手术禁忌证，于 2021 年 7 月 21 日全身麻醉下行胰头十二指肠切除术。

手术过程：术中探查见肿瘤位于胰腺钩突，直径约 2 cm，胰头背侧及主动脉和下腔静脉腹侧的间隙未受侵，胰体尾较硬；胰腺与肠系膜上静脉之间隙未受侵，但炎性粘连较紧密；解剖胰腺上缘的背侧，沿门静脉腹侧向下分离，胰后间隙存在，判断肿瘤可切除。术中行空肠 – 胰腺端端套入吻合，行空肠 – 胆总管端侧吻合，行胃 – 空肠吻合，再加 Braun 侧侧吻合；远段空肠放置空肠营养管，近段空肠放置胃管以减压，于胰空肠吻合口放置引流管及胆道支撑管，手术历时 4 小时，术中出血 100 mL，未输血，术后安返病房。

患者术后 4 天排气；术后 7 天恢复经口进食；术后 10 天出现发热，腹腔引流管浑浊，考虑为腹腔感染，给予抗生素治疗 4 天后好转，术后未出现胰瘘、胆瘘及吻合口瘘等并发症，术后 2 周出院，术后 1 个月拔除胆道支架管。

术后病理：胰腺导管内乳头状黏液性肿瘤，伴低级别上皮内瘤变；肿瘤最大径为 2.5 cm，未累及十二指肠及网膜组织；小肠切缘、胃切缘、胰腺切缘及胆总管切缘均未见肿瘤；淋巴结未见转移性癌（0/14），其中第 8 组淋巴结 0/1，胰腺周围淋巴结 0/11，胃小弯淋巴结 0/2。免疫组化结果显示：CK20（–），CK19（++），CDX-2（–），CK7（+++），Ki-67（+2%），P53（–）；（胆囊）胆囊腺肌症。

病例分析

胰腺导管内乳头状黏液性肿瘤（intraductal papillary mucinous neoplasm，IPMN）是指起源于主胰管或分支胰管内上皮细胞，形成大体可见的乳头状（偶见扁平状）、产黏液的，并伴有不同程度胰管扩张的一类肿瘤，是最常见的胰腺囊性肿瘤。1982 年由 Ohashi 等首先报道。随着人们对该病认识的深入及影像学的发展，IPMN 检出率有上升趋势，占胰腺肿瘤的 5% ～ 7.5%，甚至有报道称该病占手术切除的胰腺新生物病例的 17% ～ 25%。根据细胞及组织异型程度，IPMN 被分成非浸润性 IPMN（包括低级别、中等级别及高级别异型增生）和浸润性 IPMN；根据累及胰管的范围，IPMN 又被分为主胰管型（主胰管扩张而肿瘤主要存在于主胰管）、分支胰管型（分支胰管扩张而肿瘤不存在于主胰管）、混合型（肿瘤既存在于主胰管又存在于分支胰管），主胰管型约占 20%、分支胰管型约占 40%、混合型约占 40%。

　　IPMN 好发于老年，男女比例相当。大约 25% 的 IPMN 为偶然发现，并无明显症状；10% ～ 15% 的 IPMN 患者可有急性胰腺炎病史，表现为餐后持续性上腹痛，向后背放射；15% ～ 43% 的患者有体重减轻。临床表现中黄疸少见，且黄疸往往提示肿瘤恶变；晚期由于正常胰腺实质的受侵和萎缩，患者可出现糖尿病和脂肪泻。与常见的胰腺导管细胞癌相比，IPMN 患者更易发生同时性或异时性胰腺外原发肿瘤，包括胃癌、结直肠癌、肺癌、乳腺癌及肝癌等。

　　治疗原则方面，主胰管型 IPMN 因其有较高的恶变概率，均建议行手术治疗。主胰管型及混合型 IPMN，由于肿瘤在胰管内纵向生长，因此，为保证肿瘤的完整切除，建议常规行术中快速冰冻病理检查证实切缘阴性。若存在以下情况，则须扩大切除范围甚至切除整个胰腺：①切缘阳性。②切缘显示中高度异型增生。③术中快速冰冻病理检查无法明确须进一步检查者。对于分支胰管型 IPMN，由于不侵犯主胰管且恶变倾向相对较低。因此，直径＜ 3 cm 者可随访观察。但以下因素为其恶变高危因素，须积极手术处理：①肿瘤直径＞ 3 cm。②有壁结节。③主胰管扩张＞ 10 mm。④胰液细胞学检查发现高度异型细胞。⑤引起相关症状。⑥肿瘤快速生长≥ 2 mm/ 年。⑦实验室检查显示 CA19-9

水平高于正常值。主胰管扩张 5 ～ 9 mm 的患者如合并其他危险因素，根据情况亦可积极进行手术治疗。对于存在严重并发症的高危高龄患者，若仅仅存在肿瘤直径＞ 3 cm 一项高危因素，则可继续观察，但随访频率应相应增加。

手术方式选择重要的依据是术前和术中对 IPMN 的不典型增生级别的评估，术前超声、CT、MRI 和 EUS 基本可以确定肿瘤是否具有重要的侵袭性成分。胰十二指肠切除术、胰体尾切除术或全胰腺切除术加淋巴结清扫是目前的标准治疗方法，可根据病变的部位和侵袭程度选择相应的手术方式。对于影像学、细胞病理学或血清学非疑似浸润性癌的分支型 IPMN，可考虑有限切除甚至局部非解剖切除（如钩突切除）。然而，非解剖切除术后胰瘘的发生率和潜在残留肿瘤复发的风险也较高。由于术中冰冻切片组织学难以诊断高度异型增生，只要有癌的可能，就应该进行标准的切除加淋巴结清扫。如果最终病理显示胰腺横切缘有浸润性癌，冰冻病理切片上没有发现，则需要短期紧密的随访。

术后随访方面，非浸润性 IPMN 患者建议术后每年 2 次病史及体格检查、CT 或 MRI（MRCP）随访，如出现症状、体征、影像学或细胞学阳性结果，则缩短随访时间。建议浸润性 IPMN 患者术后遵照胰腺导管腺癌随访要求。

关于本案例：①本例 IPMN 患者为老年女性，无症状，由体检发现，肿瘤生长缓慢，观察 7 个月，肿瘤无明显增大。分型方面，本例患者属于分支胰管型。②对于分支胰管型 IPMN，由于不侵犯主胰管且恶变倾向相对较低。虽然该患者的肿瘤直径＜ 3 cm，但存在高危因素一项（CA19-9 37.24 U/mL，高于正常），且该患者无明显手术禁忌证，所以给予了积极的手术切除治疗。

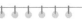

③该患者肿瘤位于胰腺钩突，术中探查发现肿瘤与肠系膜上静脉炎性粘连较紧密，无法行局部切除，所以选择了行开腹胰十二指肠切除术。手术顺利，术后患者出现腹腔感染，经保守抗感染治疗后好转出院。④术后病理明确为胰腺导管内乳头状黏液性肿瘤，伴低级别上皮内瘤变，肿瘤最大径为 2.5 cm，各切缘均阴性，无周围组织侵犯，淋巴结未见转移性癌（0/14），Ki-67（+2%）。该患者属于非浸润性 IPMN，预后好。术后建议每年 2 次病史及体格检查、CT 或 MRI（MRCP）随访，如出现症状、体征、影像学或细胞学阳性结果，则缩短随访时间。⑤此类肿瘤大多为良性或低度恶性，虽然手术并发症发生率较高，但目前手术治疗仍是首选治疗方式。其他非手术治疗对于存在手术禁忌证而无法耐受手术的高龄高危患者，可选择非手术治疗，如 EUS 引导下注射消融术、光动力疗法、化疗及放疗等，但其疗效及适应证尚缺乏大样本研究支持，目前尚不推荐。

专家点评

　　IPMN 属于胰腺囊性肿瘤的一种，好发于老年，男女比例相当，肿瘤生长缓慢，多数无症状，由体检发现。肿瘤的好发部位为胰头、钩突，囊液特点是黏液、常黏稠，CEA 水平中等或高，淀粉酶水平高。影像学特点为胰管扩张，囊实性混合，边界清晰。IPMN 可分为主胰管型、分支胰管型和混合型，其中主胰管受累型为高等恶变倾向，分支胰管受累则为中等。

　　该患者属于 IPMN 分支胰管型，肿瘤直径＜ 3 cm，但 CA19-9 大于正常，属于高危因素，故选择积极手术治疗。该患者肿瘤位于胰腺钩突，选择胰十二指肠切除术，手术顺利，术后恢复好。

术后病理明确为胰腺导管内乳头状黏液性肿瘤，属于非浸润性 IPMN，预后好，术后无须长期随访。

对于胰腺导管内乳头状黏液性肿瘤，多为良性或低度恶性，目前手术治疗仍是首选治疗方式，其他非手术治疗目前尚不推荐。

病例提供者：邢兆东　郭春光

点评专家：孙跃民

参考文献

[1] RUBAN R H, TAKAORI K, KLIMSTRA D S, et al. An illustrated consensus on the classification of pancreatic intraepithelial neoplasia and intraductal papillary mucinous neoplasms. Am J Surg Pathol, 2004, 28（8）: 977-987.

[2] D'ANGELICA M, BRENNAN M F, SURIAWINATA A A, et al. Intraductal papillary mucinous neoplasms of the pancreas: an analysis of clinicopathologic features and outcome. Ann Surg, 2004, 239（3）: 400-408.

[3] SOHN T A, YEO C J, CAMERON J L, et al. Intraductal papillary mucinous neoplasms of the pancreas: an updated experience. Ann Surg, 2004, 239（6）: 788-797, discussion 797-799.

[4] ADSAY N V, CONLON K C, ZEE S Y, et al. Intraductal papillary-mucinous neoplasms of the pancreas: an analysis of in situ and invasive carcinomas in 28 patients. Cancer, 2002, 94（1）: 62-77.

[5] SALVIA R, FERNÁNDEZ-DEL CASTILLO C, BASSI C, et al. Main-duct intraductal papillary mucinous neoplasms of the pancreas: clinical predictors of malignancy and long-term survival following resection. Ann Surg, 2004, 239（5）: 678-685, discussion 685-687.

[6] TANAKA M, FERNÁNDEZ-DEL CASTILLO C, ADSAY V, et al. International consensus guidelines 2012 for the management of IPMN and MCN of the pancreas. Pancreatology, 2012, 12（3）: 183-197.

[7] BRUGGE W R, LAUWERS G Y, SAHANI D, et al. Cystic neoplasms of the pancreas. N Engl J Med, 2004, 351（12）: 1218-1226.

病例 11 腹腔镜保留脾血管的胰体尾切除术治疗胰腺黏液性囊腺瘤 1 例

病历摘要

患者女性，66 岁。主因"背部疼痛伴胃灼热 5 月余"就诊。

【现病史】 患者于 5 个月前无明显诱因出现背部疼痛伴胃灼热、反酸，无黄疸，无皮肤瘙痒，无恶心、呕吐等，自服抑酸药物治疗，效果不佳。为求进一步治疗来我院就诊。患者自发病以来，饮食睡眠尚可，大小便通畅，无发热，无明显体重下降。

【既往史】 2009 年因卵巢囊肿于外院行卵巢囊肿切除术。2019 年因甲状腺恶性肿瘤于我院行双侧甲状腺切除术，术后病理提示甲状腺乳头状癌（pT1aN1a），目前一直口服左甲状腺素钠片（优甲乐）治疗。否认结核、肝炎等传染病史，否认高血压、心脏病及糖尿病等慢性病史，否认药物、食物过敏史，否认外伤史。

【个人史】 生于原籍，现居住北京市，未到过疫区。否认外地久居史，无烟酒嗜好，否认毒物及放射性物质接触史。

【家族史】 家族中无类似疾病患者，否认其他家族性、遗传性及肿瘤疾病病史。

【体格检查】 心肺未见明显异常。全身皮肤黏膜无黄染，浅表淋巴结未触及，腹部平坦、无包块，腹式呼吸存在，无胃肠型及蠕动波，无腹壁静脉曲张，全腹无压痛及反跳痛，无肌紧张，无液波震颤，无振水音。肠鸣音正常，3～5次/分。

【实验室检查】 CA19-9 19.65 U/mL，CEA 1.81 ng/mL。

【影像学检查】

腹、盆部增强 CT（图 11-1）：胰腺体部见长条形低密度影，与胰腺导管相连，大小约 1.2 cm×2.3 cm。肝内多发稍低密度灶。右肾囊肿；左侧肾上腺略增粗。十二指肠憩室。子宫体强化欠均匀。胆囊、脾脏、左肾及右肾上腺、双侧附件区未见明确异常。腹腔、盆腔、腹膜后、双腹股沟区未见明确肿大淋巴结。

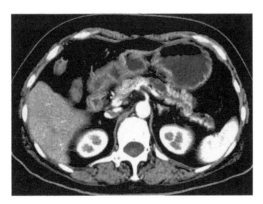

图 11-1 胰腺体部见长条形低密度影，与胰腺导管相连，大小约 1.2 cm×2.3 cm

胰腺增强 MRI+DWI+MRCP（图 11-2）：胰腺体部可见异常信号影，大小约 2.1 cm×1.6 cm，T1WI 低信号，T2WI/FS 中高信号，DWI 稍高信号，增强扫描其内似见分隔样强化，与主胰管相通，远端胰体尾主胰管扩张。MRCP：胰腺体尾部主胰管扩张，肝内外胆管未见明显扩张，胆囊不大。扫描范围肝内可见异常信号结节，大者约 0.8 cm×0.5 cm，T1WI 稍低信号，T2WI/FS 高信号，DWI 高信号，增强扫描较均匀且明显强化。余肝脏散在无强化灶，大者约 0.7 cm，边界清。双肾可见无强化灶，大者 0.7 cm，边界清晰。左侧肾上腺略厚。胆囊底部略厚。脾脏、右肾上腺未见明显异常。腹腔及腹膜后未见明确肿大淋巴结。未见腹腔积液。影像诊断：胰腺体部异常信号影，考虑 IPMN 可能性大，请结合临床。肝内强化结节，倾向血管瘤；余肝脏散在无强化灶，倾向囊肿。双肾囊肿；左侧肾上腺略厚；胆囊底部略厚。

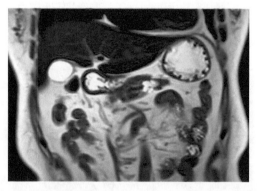

图 11-2　胰腺体部可见异常信号影，大小约 2.1 cm×1.6 cm，T1WI 低信号，T2WI/FS 中高信号，DWI 稍高信号，增强扫描其内似见分隔样强化，与主胰管相通，远端胰体尾主胰管扩张

【治疗经过】

完善检查，未见手术禁忌证，于 2020 年 10 月 17 日全身麻醉下行全腹腔镜保留脾血管的胰体尾切除术（Kimura 法）。

手术过程：术中探查见肿瘤位于胰腺体部，直径约 2 cm，质韧，突出胰腺表面，周围未见肿大淋巴结。术中自胰颈部切断胰腺，自脾静脉表面逐一结扎入胰的各脾静脉分支，注意保护脾动脉，行保留脾动静脉的胰体尾切除术，术后未见脾脏缺血表现，手术历时 2.5 小时，术中出血 30 mL，未输血，术后安返病房。

患者术后 3 天排气，逐步恢复经口进食，术后未出现腹腔感染、胰瘘等并发症，术后 10 天出院。

术后病理：部分胰腺组织，大小为 8 cm×3 cm×2 cm，多切面切开，切面可见一多房囊性肿物，大小为 2.2 cm×1.8 cm×1 cm，内容物已流失，内壁光滑。肿物与疑似扩张胰管相连。结论：（胰体尾及肿物）胰腺黏液性囊性肿瘤，伴低级别异型增生，周围胰腺组织萎缩，间质伴纤维化及玻璃样变性。胰腺切缘未见肿瘤。腹膜后淋巴结未见转移性肿瘤（0/2）。

病例分析

胰腺黏液性囊性肿瘤（mucinous cystic neoplasm，MCN）是胰腺上皮源性的一种少见的胰腺囊性肿瘤，具有恶变倾向。1978 年 Compagno 等首次提出胰腺黏液性囊腺瘤的概念，明确将其与胰腺浆液性囊腺瘤区分开。MCN 癌变概率很高，尤其是病程较长、肿瘤较大者。有学者认为黏液性囊腺癌起源于胰腺的大导管上皮细胞，但是大部分学者认为是由黏液性囊腺瘤发展而来。多数学者认为胰腺黏液性囊性肿瘤没有真正的良性，因此建议将黏液性囊腺瘤和癌改称为隐性和显性恶性黏液性肿瘤。

MCN 多见于女性患者，平均发病年龄为 50 岁左右。绝大多数肿瘤生长于胰体和胰尾部。MCN 早期无特异性临床表现，患者多数无明显症状。只有当肿瘤体积增大压迫周围组织或器官时，才出现腹痛、恶心、呕吐等不适，少数患者肿瘤压迫胆总管时，可出现皮肤巩膜黄染、皮肤瘙痒等症状。

治疗原则方面，MCN 具有恶变潜能，因此，术前明确诊断为 MCN 的患者均建议手术治疗，尤其是以下几种情况之一者：①病灶引起相关症状。②存在壁结节、实性成分或囊壁蛋壳样钙化者。③肿块直径＞ 3 cm。④囊液细胞学检查证明或提示恶性可能。尽管恶性 MCN 的淋巴结转移率较低，但对于术中快速冰冻病理检查提示恶性者或术中探查发现肿瘤侵及邻近器官、有周围淋巴结转移时，可行联合脏器切除及区域性淋巴结清扫术。此外，由于部分直径＜ 3 cm 的 MCN 术前影像学检查难以与浆液性囊性肿瘤或分支胰管型 IPMN 相区分，无法明确诊断。因此，对于某些存在严重并发症的高危高龄患者，也可先随访，必要时再根据具体情况决定是否行手术治疗。

外科手术切除适用于所有考虑可能恶变的 MCNs，其治疗效果的影响因素包括肿瘤组织学特征、患者年龄、手术风险及肿瘤的大小和位置。胰腺黏液性囊腺瘤多发生于胰腺体部和尾部，切除这些肿瘤的术式为胰腺体尾部切除术，此术式是一种相对安全的手术方法。胰腺中段切除是针对胰腺颈部和邻近体部的良性病变和低度恶性肿瘤采用的术式，其保留了正常的胰腺组织和功能，保存了胰腺 - 胆管 - 十二指肠的解剖结构，维持了胃胰十二指肠的神经内分泌联系，降低了因大量切除胰腺组织而出现的胰腺内外分泌功能不足的危险，但这种术式的缺点为技术难度大，术后并发症发生率高，增大了残留肿物复发的危险性。当 MCNs

患者的肿瘤直径小于 2 cm 且无伴囊肿时，因其发生恶性变的概率极低，可以用肿瘤局部切除术以防止术后胰腺功能不全。局部切除术术后肿瘤复发的概率低，但是术后胰瘘的发生率有所提高（30%～50%）。对于主要位于胰头部的 MCNs，结合其生物学特性，由于较少侵犯十二指肠，推荐用 Kausch-Whipple 术（保留十二指肠升部的改良胰十二指肠切除术）或者采用保留幽门部的胰十二指肠切除术。当肿瘤具有侵袭性时必须采用胰腺切除术加淋巴清扫。由于术前和术中对癌肿恶性程度的评估通常较困难，任何怀疑具有侵袭性的 MCNs 都应行淋巴结清扫，而在无囊肿的小 MCNs 病例中发生恶变的概率很低，故可不行淋巴结清扫。

保留脾脏的胰体尾部切除术主要包括 Kimura 术和 Warshaw 术两种术式。Kimura 术式是在切除胰体尾的同时完整保留了脾动静脉，但需仔细处理脾动静脉胰腺段的细小分支，因此具有一定的技术难度。Warshaw 术式是术中分别离断脾动静脉根部及胃网膜左动静脉分叉部，夹闭脾血管再先后离断脾动、静脉，完全保留胃网膜左、胃短、胃后血管，以维持脾脏血供。因为免去了对胰腺段脾动静脉细小分支的解剖分离过程，因此手术相对容易，不仅可节约手术时间，还能减少术中出血量。但最近也有研究表明，脾结肠韧带中的侧支血管和胃左血管也对脾脏的血供及血液回流起到一定作用，因此也应一并保留。由于 Warshaw 术式整块切除了可能受侵的脾血管，因此有助于提高肿瘤的根治率，但有时脾脏会因侧支循环的供血不足而发生脾梗死。此外，脾静脉回流受阻可能导致医源性左侧门脉高压症，进而引起胃底及胃黏膜下静脉曲张，甚至有破裂出血的可能。

保留脾脏的胰腺体尾部切除术主要适用于胰体尾部良性、交界性或体积较小的低度恶性肿瘤，如无明确恶性证据的胰腺囊性肿瘤（包括浆液性囊腺瘤、黏液性囊腺瘤、胰腺导管内乳头状黏液性肿瘤、胰腺实性假乳头状瘤等）、胰腺神经内分泌瘤（如功能性胰岛素瘤）、局限性慢性胰腺炎等，并且肿瘤位置远离脾门，无明确血管及周围脏器侵犯。但肿瘤大小、肿瘤与脾脏之间的距离、胰腺与脾脏血管的关系、胰腺局部炎症都会影响手术方式的选择。所以，如有下列情况则更推荐使用 Warshaw 术：①肿瘤直径＞5 cm 并且位置靠近脾门；②脾动脉和脾静脉被包裹在胰腺内；③出现胰腺局部炎症；④肥胖、老年及胰腺切除范围大者。术前影像学检查显示脾脏长径＞10 cm 的患者更容易发生脾缺血梗死，因而对于脾大的患者，应避免施行 Warshaw 法。

术后随访方面，非侵袭性 MCN 患者术后可不必长期随访。但若病理提示侵袭性 MCN，术后随访应遵照胰腺导管腺癌的随访要求。

关于本案例：①本例 MCN 患者为老年女性，有腹部症状，查体无异常体征，术前影像学无法同 IPMN 区分。②手术指征方面，虽然该患者的肿瘤直径＜3 cm，但存在明显症状，且该患者无明显手术禁忌证、非高龄，所以给予了积极的手术切除治疗。③该患者肿瘤位于胰体部，术中探查发现肿瘤无周围侵犯，考虑良性病变，所以选择了全腹腔镜保留脾血管的胰体尾切除术（Kimura 法）。手术顺利，术后患者未出现明显并发症。④术后病理明确为胰腺黏液性囊性肿瘤，伴低级别异型增生，周围胰腺组织萎缩，间质伴纤维化及玻璃样变性。胰腺切缘未见肿瘤。腹膜后淋巴结未见转移性肿瘤（0/2）。该患者病理未见恶变，无复发高危因素，预后好，术后可不必长期随访。⑤此类肿瘤大多为良

笔记

性或低度恶性，虽然手术并发症发生率较高，但目前手术治疗仍是首选治疗方式。其他非手术治疗对于存在手术禁忌证而无法耐受手术的高龄高危患者，可选择非手术治疗如 EUS 引导下注射消融术、光动力疗法、化疗及放疗等，但其疗效及适应证尚缺乏大样本研究支持，目前尚不推荐。

专家点评

胰腺黏液性囊性肿瘤多见于中年女性，80% ～ 90% 在胰体尾部，其囊液特点是黏稠、CEA 水平高、淀粉酶水平低；影像学特点为一般多单发，囊壁较厚，可见壁结节、蛋壳样钙化及分隔，有中等至高等恶性倾向。

本病例肿瘤直径＜ 3 cm，但存在明显症状，且该患者无明显手术禁忌证，非高龄，所以给予了积极的手术切除治疗。术中探查考虑良性肿瘤可能性大，故给予了保留脾脏的胰体尾切除术，手术顺利，术后恢复好。术后病理明确为胰腺黏液性囊性肿瘤，未见恶变，未见淋巴结转移，无复发高危因素，预后较好。

病例提供者：邢兆东　陈应泰

点评专家：赵东兵

参考文献

[1] SARR M G, CARPENTER H A, PRABHAKAR L P, et al. Clinical and pathologic correlation of 84 mucinous cystic neoplasms of the pancreas：can one reliably differentiate benign from malignant（or pre-malignant）neoplasms.Ann Surg, 2000, 231（2）：205-212.

[2] ZAMBONI G, SCARPA A, BOGINA G, et al. Mucinous cystic tumors of the

pancreas：clinico-pathological features，prognosis，and relationship to other mucinous cystic tumors . Am J Surg Pathol，1999，23（4）：410-422.

[3] CRIPPA S，SALVIA R，WARSHAW A L，et al．Mucinous cystic neoplasm of the pancreas is not an aggressive entity：lessons from 163 resected patients．Ann Surg，2008，247（4）：571-579.

[4] TANAKA M，FERNÁNDEZ-DEL CASTILLO C，ADSAY V，et al. International consensus guidelines 2012 for the management of IPMN and MCN of the pancreas. Pancreatology，2012，12（3）：183-197.

[5] DEL CHIARO M，VERBEKE C，SALVIA R，et al. European experts consensus statement on cystic tumours of the pancreas. Dig Liver Dis，2013，45（9）：703-711.

病例 12
胰头肿瘤剜除术治疗胰腺浆液性囊腺瘤 1 例

病历摘要

患者女性，63 岁。主因"间歇性腹泻 1 年余"就诊。

【现病史】患者于 1 年前无明显诱因出现间歇性腹泻，腹泻、便秘交替，伴厌油腻，喜食素食，外院 CT 提示胰头部占位，患者无腹痛、腹胀，无黄疸，无皮肤瘙痒，无恶心、呕吐等。为求进一步治疗来我院就诊。患者自发病以来，饮食睡眠尚可，大小便通畅，无发热，无明显体重下降。

【既往史】24 年前因子宫原位癌行子宫附件切除术。2 型糖尿病病史 20 年，注射胰岛素治疗，血糖控制平稳。2 年前行甲状腺结节切除术。否认结核、肝炎等传染病史。否认高血压、心脏病等慢性病史。否认药物、食物过敏史。否认外伤史。

【个人史】 生于原籍，现居住北京市，未到过疫区。否认外地久居史，饮酒史8年，每日饮酒8两，已戒酒10年，无吸烟嗜好，否认毒物及放射性物质接触史。

【家族史】 其父亲肺癌，弟弟胆管癌，家族中无类似疾病患者，否认其他家族性、遗传性及肿瘤疾病病史。

【体格检查】 心肺未见明显异常。全身皮肤黏膜无黄染，浅表淋巴结未触及，腹部平坦、无包块，腹式呼吸存在，无胃肠型及蠕动波，无腹壁静脉曲张，全腹无压痛及反跳痛，无肌紧张，无液波震颤，无振水音。肠鸣音正常，3～5次/分。

【影像学检查】

腹、盆部增强CT（图12-1）：胰头见不规则囊实性肿物，边界尚清，大小约3.7 cm×4.9 cm，内见细小分隔，胰管未见扩张。子宫未见明确显示。肝脏、胆囊、脾脏、双肾、双肾上腺及膀胱未见明确异常。腹腔、盆腔、腹膜后及双侧腹股沟未见明确肿大淋巴结。腹腔、盆腔未见积液。影像诊断：胰头囊实性肿物，考虑囊腺类肿瘤；子宫未见显示，请结合临床。

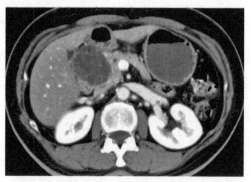

图12-1　胰头见不规则囊实性肿物，边界尚清，大小约3.7 cm×4.9 cm，内见细小分隔，胰管未见扩张

外院胰腺增强 MRI+DWI+MRCP：胰头可见一异常信号肿物，大小约 4.5 cm×3.9 cm，T1WI 低信号，T2WI/FS 中高信号，DWI 高信号，增强后内可见多发分隔轻度强化，边缘可见包膜样强化。MRCP 示胰管及肝内外胆管未见明确扩张。扫描范围内肝脏、胆囊、脾脏、双侧肾上腺、双肾未见明确肿物。未见腹腔积液。腹腔及腹膜后未见明确肿大淋巴结。影像诊断：胰头肿物，考虑为囊腺类肿瘤可能性大。

【治疗经过】

完善检查，未见手术禁忌证，于 2020 年 6 月 5 日全身麻醉下行腹腔镜探查＋开腹胰头肿瘤剜除术＋胃肠吻合术＋肠肠吻合术（Braun）。

手术过程：术中探查见肿瘤位于胰头，大小约 4 cm×5 cm，位于十二指肠和胰颈之间，约 1/4 突出胰腺，肿瘤表面见多支迂曲扩张的小静脉。腹腔镜探查见肿瘤未侵犯 SMV，确认肿瘤可切除，切除 8 组淋巴结，送冰冻病理，未见癌转移，综合考虑肿瘤良性可能性大，主要呈膨胀性生长，转开腹，行胰头肿瘤剜除术，术中避免误伤胰腺主导管和十二指肠壁。为防止十二指肠功能损伤，又行胃肠、肠肠吻合术。手术历时 4 小时，术中出血 150 mL，未输血，术后安返病房。

术后 4 天排气，术后 7 天恢复经口进食，术后未出现胰瘘、胆瘘及吻合口瘘等并发症，术后 2 周出院。

术后病理：球形肿物，表面大部分光滑，局部有包膜，大小 4 cm×3 cm×2.8 cm，质软，切开肿物，呈密集多房囊性，囊直径 0.2～0.5 cm，内壁光滑，内含淡褐色清亮液体。（胰头肿物）

胰腺浆液性囊腺瘤，大小 4 cm×3 cm×2.8 cm。肝总动脉旁淋巴结（8 组）未见转移性肿瘤（0/1）。

病例分析

　　浆液性囊性肿瘤（serous cystic neoplasm，SCN）是一种少见的胰腺外分泌良性肿瘤，其特点是囊壁衬以富含糖原的扁平或立方上皮细胞。1978 年 Compagno 首次提出胰腺浆液性囊腺瘤的概念，明确将其与胰腺黏液性囊腺瘤区分开。SCN 占胰腺外分泌肿瘤的 1%～2%，占胰腺囊性肿瘤的 32%～39%。2000 年 WHO 胰腺肿瘤组织病理学标准分型可将 SCN 分为浆液性微囊腺瘤（serous microcystic adenoma，SMA）、浆液性寡囊腺瘤（serous oligocystic adenoma，SOA）两种类型。SMA 占绝大多数，呈分叶状，由许多直径＜2.0 cm 的小囊组成，更小者可呈蜂窝状；SOA 呈大囊、少囊状甚至只有单个囊腔，囊腔直径通常＞2.0 cm。有研究表明，胰腺 SOA 约占 MCN 的 32.4%。

　　SCN 多见于 60 岁以上女性患者，中位发病年龄为 70 岁，50% 位于胰体尾部。1/3 的 SCN 患者无明显症状、体征或为腹部影像学检查偶然发现。实验室检查：血常规、肝肾功能、胰腺内外分泌功能等多正常，血清肿瘤标志物 CA19-9 或 CEA 多在正常范围内。MCN 囊液一般清亮、稀薄，癌胚抗原与淀粉酶水平低，影像学特点：一般多微囊，蜂窝状，囊壁较薄，中心可见星状瘢痕及钙化，其恶变率一般很低。

　　治疗原则方面，SCN 良性多见，预后良好，通常建议患者监测和随访，当肿瘤直径＞6 cm 应积极行手术治疗。即使肿瘤直径＜ 6 cm，若出现以下危险因素亦应行手术治疗：①出现相关症状（如腹痛、肿块压迫、黄疸、呕吐等）。②肿瘤位于胰头部。③无法完全排除恶变。④出现侵袭性表现，如肿瘤侵犯周围组织（血管、胰周淋巴结等）。如为浆液性囊腺癌需手术治疗，术后仍可长期生存。SCN 一般不需要清扫胰周淋巴结。

有症状的胰腺浆液性囊腺瘤或与黏液性囊性肿瘤不能鉴别的应手术治疗。手术可行非根治性的胰腺切除术，无须行淋巴结清扫。如胰头部肿瘤行经典的胰十二指肠切除术；胰体尾肿瘤，行远端胰腺切除术；胰颈、胰体部肿瘤也可行胰腺节段切除术，甚至肿瘤可行单纯剜除术，但术后的胰瘘发生率较高。浆液性囊腺瘤切除后即可治愈。

术后随访方面，SCN 术后无须随访。

关于本案例：①本例 SCN 患者为老年女性，有消化道症状。② SCN 恶变倾向相对较低。虽然该患者的肿瘤直径＜ 6 cm，但存在高危因素（肿瘤位于胰头、影像学无法排除恶性可能），且该患者无明显手术禁忌证，非高龄，所以给予了积极的手术切除治疗。③肿瘤位于胰头，大小约 4 cm×5cm，位于十二指肠和胰颈之间，探查见肿瘤未侵犯 SMV，确认肿瘤可切除，切除 8 组淋巴结，送冰冻病理，未见癌转移，综合考虑肿瘤良性可能大，主要呈膨胀性生长，故行胰头肿瘤剜除术，手术顺利，术后患者未出现明显并发症。④术后病理明确为胰腺浆液性囊腺瘤，大小为 4 cm×3 cm×2.8 cm。未见转移性肿瘤。该患者属于 SCN，无复发高危因素，预后好。术后无须随访。⑤此类肿瘤大多为良性或低度恶性，虽然手术并发症发生率较高，但目前手术治疗仍是首选治疗方式。其他非手术治疗对于存在手术禁忌证而无法耐受手术的高龄高危患者，可选择非手术治疗，如 EUS 引导下注射消融术、光动力疗法、化疗及放疗等，但疗效及适应证尚缺乏大样本研究支持，目前尚不首选推荐。

专家点评

　　浆液性囊性肿瘤约 50% 位于胰体尾部，囊液一般清亮、稀薄，癌胚抗原与淀粉酶水平低，影像学特点一般多微囊，蜂窝状，囊壁较薄，中心可见星状瘢痕及钙化，其恶变率一般很低。该患者的肿瘤位于胰头，未侵犯 SMV，与主胰管不通，主要呈膨胀性生长，故行胰头肿瘤剜除术。手术顺利，术后恢复好。术后病理明确为浆液性囊性肿瘤，无复发高危因素，预后好，术后无须长期随访。

病例提供者：邢兆东　郭春光

点评专家：白晓枫

参考文献

[1] GOH B K，TAN Y M，YAP W M，et al. Pancreatic serous oligocystic adenomas：clinicopathologic features a nd a comparison with serous microcystic adenomas and mucinous cystic neoplasms. World J Surg，2006，30（8）：1553-1559.

[2] SAKORAFAS G H，SMYMIOTIS V，REID-LOMBARDO K M，et al. Primary pancreatic cystic neoplasms revisited. Part I：serous cystic neoplasms.Surg Oncol，2011，20（2）：e84-e92.

[3] Compton CC. Serous cystic tumor of the pancreas. Semin Diag Pathol，2000，17（1）：43-55.

[4] SARR M G，KENDRICK M L，NAGORNEY D M，et al. Cystic neoplasms

of the pancreas: benign to malignant epithelial neoplasms.Surg Clin North Am, 2001, 81（3）: 497-509.

[5] FERNÁNDEZ-DEL CASTILLO C, WARSHAW A L. Cystic neoplasms of the pancreas. Pancreatology, 2001, 1（6）: 641- 647.

[6] TANAKA M, FERNÁNDEZ-DEL CASTILLO C, ADSAY V, et al. International consensus guidelines 2012 for the management of IPMN and MCN of the pancreas. Pancreatology, 2012, 12（3）: 183-197.

[7] DEL CHIARO M, VERBEKE C, SALVIA R, et al. European experts consensus statement on cystic tumours of the pancreas. Dig Liver Dis, 2013, 45（9）: 703-711.

[8] BRUGGE W R, LAUWERS G Y, SAHANI D, et al. Cystic neoplasms of the pancreas. N Engl J Med, 2004, 351（12）: 1218-1226.

病例 13
十二指肠壶腹部腺癌 1 例

🗒 病历摘要

患者男性，60岁，主因"全身皮肤及巩膜黄染2月余"入院。

【现病史】患者于2个月前无诱因出现全身皮肤及巩膜黄染，大便颜色变浅呈白陶土样，小便颜色加深，不伴腹痛、腹胀，无皮肤瘙痒，无恶心、呕吐等，无食欲减退。半个月前在外院行腹部增强 CT 检查发现胆总管末端占位、低位胆道梗阻、肝内外胆管扩张，行 ERCP+胆道支架置入术，病理示低分化腺癌，胆管来源可能性大。现患者为求进一步诊治而来我院，门诊以"十二指肠恶性肿瘤"收入院。患者患病以来饮食、睡眠尚可，大小便通畅，无发热，体重下降 12.5 kg。

【既往史】否认结核、肝炎等传染病史。否认高血压、心脏病及糖尿病病史。否认药物、食物过敏史。否认手术、外伤史。

【体格检查】全身皮肤黏膜及巩膜黄染，浅表淋巴结未触及，腹部平坦、无包块，腹式呼吸存在，无胃肠型及蠕动波，无分泌物，无腹壁静脉曲张，右上腹轻压痛，无反跳痛、肌紧张，Murphy征（−），无液波震颤，无振水音。肠鸣音正常，3～5 次 / 分。

【实验室检查】肿瘤标志物：CEA、AFP、CA72-4、CA19-9、CA24-2 皆在正常范围内。

【影像学检查】 腹部增强 CT（图 13-1）：胆道支架置入术后，术区可见致密影，上游肝内外胆管、胆囊及胆囊管扩张积气；十二指肠乳头处软组织影略厚，可见稍低强化，约 1.0 cm×0.9 cm，边缘模糊；胰头周围多发淋巴结，大者短径约 0.5 cm；腹膜后淋巴结，大者短径约 0.5 cm；盆部未见明确肿大淋巴结。

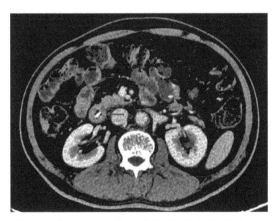

图 13-1　腹部增强 CT 提示：十二指肠乳头处软组织影略厚，可见稍低强化，
约 1.0 cm×0.9 cm，边缘模糊

【治疗经过】

入院后完善相关检查，未见手术禁忌证。围手术期采用快速康复外科法，术前 1 日不禁食水，不备皮，不做肠道准备。术前不放置胃管。患者行气管插管，全身麻醉。采用"五孔法"放置

Trocar，脐下穿刺建立气腹（压力 12 ～ 15 mmHg），置入 10 mm Trocar 作为观察孔；右侧锁骨中线平脐上 2 cm 置入 12 mm Trocar 作为主操作孔；左锁骨中线平脐上 2 cm、右左侧腋前线肋缘下 2 cm 分别置入 5 mm Trocar 作为辅助操作孔。术者立于患者右侧，助手位于左侧，扶镜者位于患者两腿之间。

术中探查：常规进行腹腔探查，肝、胆、脾未见转移，腹、盆腔未见种植结节。肿瘤位于壶腹区，直径约 1.0 cm，可触及胆道支架。远端胰腺质软。探查外侧：切开十二指肠外侧的后腹膜，将十二指肠及胰头部向内翻转（Kocher 切口探查），探查如前所述。探查下侧：切开胃结肠韧带，在胰颈部下缘切开后腹膜，解剖、显露肠系膜上静脉，用长弯钳小心游离胰腺与肠系膜上静脉之间隙，肠系膜上静脉未受侵。探查上侧：将胆总管和胃小弯中点之间的胃十二指肠韧带切开，显露肝总动脉，结扎、切断胃右动脉，解剖胰腺上缘的背侧，沿门静脉腹侧向下分离，胰后间隙存在。至此判断肿瘤可切除。

主要步骤：①切断胃：胃角水平用直线切割器切断胃，远端随病变一并切除，近端备吻合。②切除胆囊：由胆囊底部向颈部分离胆囊，结扎胆囊管和胆囊动脉，切除胆囊。③切断胆总管：结扎切断胃十二指肠动脉及幽门上区的各小血管分支并清除肝十二指肠韧带内及幽门上淋巴结，显露胆总管。在十二指肠上缘切断胆总管，远端结扎，近端用止血钳钳夹，备吻合用。清除肝总动脉、胃左动脉及腹腔动脉周围淋巴结。④切断胰体：胰腺下缘经肠系膜上静脉与胰后用长弯钳钝性分离其间隙，从胰腺上缘穿出，穿过一根牵引线，沿牵引线切断胰体，出血点予以缝扎。切缘距肿瘤约 1.5 cm，主胰管插入胰管支架管，备吻合。⑤切断空肠：在十二指肠悬韧带远端 10 cm 处切断空肠，近端结扎，向上推过横结肠系膜裂孔，备切除，远端备吻合。⑥分离胰头钩突：将切断的胰腺头端外翻，仔细将其右后壁与门静脉和肠系膜上静脉相联系的小血管一一结扎、切断，将钩突显露。用左手示指放在胰头和下腔静脉之间，拇指在前，分离结缔组织。分离出钩突后将需要切除的脏器整块切除，仔细止血。

重建消化道：①胰空肠吻合：将空肠远端经横结肠系膜切口向上提出，在距空肠断端 1 cm 处，行空肠 – 胰腺端侧吻合。②胆总管空肠吻合：切除胆囊，距空肠断端 10 cm，行空肠 – 胆总管端侧吻合。③胃空肠吻合：在距胆总管吻合口约 20 cm 处，用吻合器做结肠后胃空肠吻合，再行 Braun 侧侧吻合，将结肠系膜裂孔闭合。④将空肠营养管放入远段空肠，胃管放入近段空肠以减压。于胰空肠吻合口上下侧放置 2 根引流管并自左侧腹部引出，右侧胆总管吻合口下方，盆腔放置 2 根引流管，自腹壁另戳口引出。冲洗腹腔，仔细止血，逐层缝合腹壁。

术后第 1 天鼓励患者床上活动、第 3 天下床活动。第 5 天拔除胃管，第 6 天饮水，第 7 天进食清流质饮食，第 8 天复查胸、腹、盆腔 CT 及腹腔积液淀粉酶，除外胰瘘及胆瘘，于第 9 天始退腹腔引流管，并逐次拔除腹腔引流管。第 14 天出院。根据术后病理结果，定期随访。

术后病理：（胰十二指肠切除标本）十二指肠壶腹部低分化腺癌，部分呈印戒样细胞形态。肿瘤侵及十二指肠壁固有肌深层，累及胆总管，未累及幽门、大网膜，邻近但未累及胰腺组织。可见脉管瘤栓，未见明确神经侵犯。胃、十二指肠、胆总管切缘及胰腺切缘均未见癌。淋巴结可见转移性癌（1/13）。pTNM：

笔记

pT2N1。免疫组化结果显示：BRAF-V600E（−），C-MET（++），HER2（+），MLH1（+），MSH2（+），MSH6（+），PMS2（+），CK19（++），CK7（+++）。

📋 病例分析

　　在十二指肠乳头附近 2 cm 范围内出现的恶性肿瘤被定义为壶腹周围癌，壶腹周围癌有 4 种不同类型：胰头癌、Vater 壶腹癌（adenocarcinoma of the ampulla of Vater，AAV）、胆管下端癌和十二指肠癌。胰腺、胆道系统和壶腹部有共同的胚胎起源，它们来自胚胎前肠。由于有共同的胚胎起源，它们的发病机制可能相似，疾病进展速度及发病年龄、频率相同，其发病年龄在 70 岁左右，随着生命的延长发病率有上升的趋势。亚太地区的男性及女性发病率相对较高，壶腹癌患者中男性多于女性，可能与吸烟、饮酒等高风险因素相关。胰头癌是最常见的壶腹周围癌，占所有壶腹周围癌的 50% ～ 70%。胆总管下段癌、Vater 壶腹癌及十二指肠乳头癌的占比分别为 20%、10%、10%。

　　壶腹周围癌主要的临床症状是黄疸、腹痛、腹胀、发热及相关的急性胰腺炎等，其中以黄疸最为常见，并且发生在疾病的早期，由胆道梗阻引起。常规 B 超可以检测肝内外胆管扩张情况、胆囊增大及壶腹部或胰头回声异常，可作为无临床症状患者的早期筛查，但其容易受到患者自身肥胖或肠内气体干扰的影响，对壶腹周围癌的诊断符合率较低。CT 和 MR 检查在胰头癌的诊断中具有重要价值。胆总管下段癌与 Vater 壶腹癌在影像征象上较为相似，通常表现为胆总管扩张或者胰胆管均扩张，胰头癌影像诊断时若是出现双环影，则提示胰头与胆总管均有侵犯。ERCP 是利用十二指肠镜从十二指肠乳头的胰胆共同管处插管，通过注入造影剂显示胰胆管系统，在十二指肠乳头癌的 ERCP 检测中，壶腹乳头的高低不平、管腔堵塞均可能导致 ERCP 检查失败。EUS 检查安全性较高，在壶腹周围癌的诊断中具有一定的优势，但是其诊断符合率高度依赖于操作者的技术水平和临床经验。

胰十二指肠切除术（pancreatoduodenectomy，PD）是壶腹周围癌的首选治疗术式。随着微创技术发展，腹腔镜胰十二指肠切除术（laparoscopic pancreatoduodenectomy，LPD）逐渐被接受和推广。相对于传统开放手术，腹腔镜手术切口小、视野清、解剖更精细、出血少，患者术后疼痛轻、恢复快。有 Meta 分析表明，在手术和肿瘤结果方面，LPD 可以像开放胰十二指肠切除术一样安全有效地治疗壶腹周围恶性肿瘤，但 LPD 可明显减少术中出血和降低术后并发症。

专家点评

此病例为壶腹周围癌中 Vater 壶腹癌典型病例。Vater 壶腹癌临床少见，仅占消化系统恶性肿瘤的 1%，但其发病率近年来呈逐年增高的趋势。早期症状以黄疸、腹痛为主，有文献报道，无痛性黄疸通常是患者就诊的第一症状。随着内镜和经内镜逆行胰胆管造影的普及，越来越多的 Vater 壶腹癌患者在早期即可确诊，因而手术切除率较高，预后较好。其常用的手术方法为胰十二指肠切除术。随着腹腔镜手术技术的成熟，腹腔镜胰十二指肠切除术（laparoscopic pancreaticoduodenectomy，LPD）逐步应用于壶腹周围癌的治疗中。但由于腹腔镜手术固有的局限性和手术本身的复杂性，LPD 手术需由具有丰富经验的腹腔镜手术医生来完成。该病例中患者有典型的全身皮肤及巩膜黄染症状，经 ERCP 及病理已明确诊断为 Vater 壶腹癌。评估患者有手术指征，无明显手术禁忌证。由于患者肿瘤小，且侵犯范围小，故可以选择创伤小、术后并发症发生率低的腹腔镜下胰十二指肠切除术。患者接受 LPD 术后恢复良好。

病例提供者：包满都拉　白晓枫

点评专家：孙跃民

参考文献

[1] CHANDRASEGARAM M D, CHEN J W, PRICE T J, et al. Advances in molecular pathology and treatment of periampullary cancers. Pancreas, 2016, 45（1）: 32-39.

[2] HENSON D E, SCHWARTZ A M, NSOULI H, et al. Carcinomas of the pancreas, gallbladder, extrahepatic bile ducts, and ampulla of vater share a field for carcinogenesis: a population-based study. Arch Pathol Lab Med, 2009, 133（1）: 67-71.

[3] YEO C J, CAMERON J L, SOHN T A, et al. Six hundred fifty consecutive pancreaticoduodenectomies in the 1990s: pathology, complications, and outcomes. Ann Surg, 1997, 226（3）: 248-257, discussion 257-260.

[4] 鲁超, 金巍巍, 牟一平, 等. 腹腔镜胰头十二指肠切除术可以成为常规术式. 肝胆外科杂志, 2015, 23（3）: 233-234.

[5] CHEN K, LIU X L, PAN Y, et al. Expanding laparoscopic pancreaticoduodenectomy to pancreatic-head and periampullary malignancy: major findings based on systematic review and meta-analysis. BMC Gastroenterol, 2018, 18（1）: 102.

病例 14
全腹腔镜胰十二指肠切除术
治疗壶腹癌 1 例

病历摘要

患者女性，58 岁，主因"进食后呕吐 1 月余"入院。

【现病史】患者于 1 月余前无诱因出现进食油腻食物后呕吐，伴食欲减退，无呕血、黑便等。曾就诊于当地中医院，予以内科对症保守治疗，症状有所缓解，行腹部 MRI 检查示：十二指肠息肉（未见报告）。患者为求进一步治疗来我院就诊。患者患病以来饮食、睡眠尚可，大小便通畅，无发热，无明显体重下降。

【既往史】9 年余前因脑梗入院保守治疗，恢复好，平时无药物治疗，近年来未复发，无明显不适等。否认结核、肝炎等传染病史。否认高血压、心脏病及糖尿病病史。否认药物、食物过敏史。否认手术外伤史。预防接种史不详。

【体格检查】腹部查体无阳性体征。

【实验室检查】肿瘤标志物：CEA、AFP、CA72-4、CA19-9、CA24-2 皆在正常范围内。

【影像学检查】

腹部增强 CT（图 14-1、图 14-2）：十二指肠乳头部见一结节状影，突向十二指肠腔内，大小约 1.0 cm×0.9 cm，边界清晰，增强后明显强化，主胰管及胆总管于该处变窄，余段主胰管扩张，较宽处管径约 0.5 cm；肝内外胆管广泛扩张，胆总管较宽处管径约 1.0 cm；胆囊饱满，胆囊管扩张。诊断考虑：十二指肠乳头部结节状影，良性可能大，请结合腔镜检查；肝内外胆管、主胰管扩张。

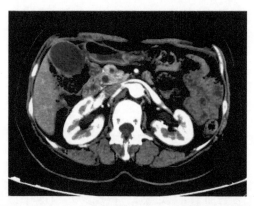

图 14-1　腹部增强 CT 提示：十二指肠乳头部见一结节状影，突向十二指肠腔内，大小约 1.0 cm×0.9 cm，肝内外胆管、主胰管扩张

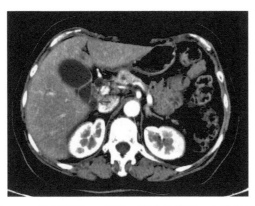

图 14-2　腹部增强 CT 提示：肝内外胆管、主胰管扩张

　　胃镜（图 14-3）：食管黏膜略粗糙，食管胃交界线距门齿约 39 cm。贲门、胃底及胃体未见明显异常。胃窦黏膜粗糙、变薄，幽门呈圆形、持续开放。十二指肠球部未见明显异常。十二指肠降部乳头区域可见一隆起型病变，病变宽基底、无活动性、质脆触之易出血，病变表面黏膜粗糙、糜烂。内镜诊断：十二指肠降部隆起型病变，考虑恶性可能性大，建议本院超声内镜检查；幽门浅溃疡。

　　超声内镜（图 14-4）：壶腹部可见一横截面积大小约为 18.6 mm×12.0 mm 的中等偏低回声占位，病变回声欠均匀，病变边界欠规整，病变累及胰管及胆总管末端，狭窄以上胰管及胆总管扩张，最大直径分别约为 5.6 mm、10.7 mm。胆总管中段可见一大小约为 7.2 mm×5.9 mm 的中等回声占位。胆囊内可见胆汁淤积。胰体尾胰管扩张、未见明显占位。内镜诊断：壶腹部低回声占位，考虑为恶性，病变累及胰管及胆总管末端；胆总管中等回声占位，考虑为息肉。

笔记

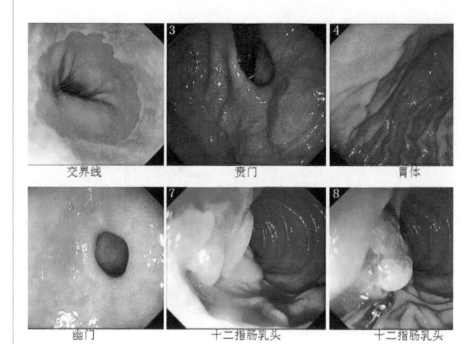

图 14-3　胃镜提示：十二指肠降部乳头区域可见一隆起型病变，病变表面黏膜粗
　　　　糙、糜烂

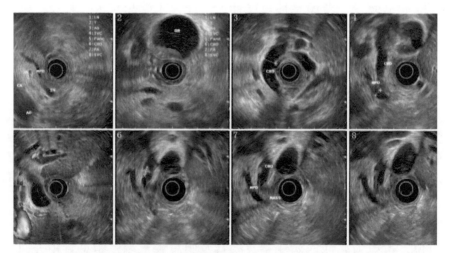

图 14-4　超声内镜提示：壶腹部可见一横截面积大小约为 18.6 mm×12.0 mm 的中
　　　　等偏低回声占位，病变回声欠均匀，病变边界欠规整

【活检病理】（十二指肠乳头部）符合印戒细胞癌。

【治疗经过】

入院后完善相关检查，未见手术禁忌证。围手术期采用快速康复外科法，术前1日不禁食水，不备皮，不做肠道准备。术前不放置胃管。患者行气管插管，全身麻醉。采用"五孔法"放置Trocar，脐下穿刺建立气腹（压力12～15 mmHg），置入10 mm Trocar作为观察孔；右侧锁骨中线平脐上2 cm置入12 mm Trocar作为主操作孔；左锁骨中线平脐上2 cm、右左侧腋前线肋缘下2 cm分别置入5 mm Trocar作为辅助操作孔。术者立于患者右侧，助手位于左侧，扶镜者位于患者两腿之间。

术中探查：常规进行腹腔探查，肝、胆、脾未见转移，腹、盆腔未见种植结节。肿瘤位于十二指肠降部，内向型生长，大小约3 cm×2 cm×2 cm，局部同胆总管关系密切，同胰腺、门静脉界限清晰。探查肝脏、腹腔未见肉眼转移，肿瘤位于十二指肠降部乳头区，外向型生长，大小约2 cm×2 cm×1 cm，局部同胆总管、胰腺关系密切，同门静脉界限清晰。

主要步骤：①切断胃：胃角水平用直线切割器切断胃，远端随病变一并切除，近端备吻合。②切断空肠：在十二指肠悬韧带远端10 cm处切断空肠，近端结扎，向上推过横结肠系膜裂孔，准备切除，远端备吻合用。③切除胆囊：由胆囊底部向颈部分离胆囊，结扎胆囊管和胆囊动脉，切除胆囊。④切断胰体：胰腺下缘经肠系膜上静脉与胰后用长弯钳钝性分离其间隙，从胰腺上缘穿出，穿过一根牵引线，沿牵引线切断胰体、出血点予以缝扎。切缘距肿瘤约1.5 cm，胰管插管。⑤切断胆总管：结扎切断胃十二指肠动脉及幽门上区的各小血管分支并清除肝十二指肠韧带内及幽门上淋巴结，显露胆总管。在十二指肠上缘切断胆总管，远端结扎，近端用止血钳钳夹，备吻合用。分离并清除肝总动脉、胃左动脉及腹腔动脉周围淋巴结。⑥分离胰头钩突：将切断的胰腺头端外翻，仔细将其右后壁与门静脉和肠系膜上静脉相联系的小血管分类、结扎、切断，将钩突显露。用左手示指放在胰头和下腔静脉之间，拇指在前，分离结缔组织。分离出钩突后将需要切除的脏器整块切除，仔细止血。

重建消化道：①胰空肠吻合：将空肠远端经横结肠系膜切口向上提出，在距空肠断端 1 cm 处，行空肠 - 胰腺端端套入吻合。②胆总管空肠吻合：切除胆囊，距空肠断端 10 cm，行空肠 - 胆总管端侧吻合。③胃空肠吻合：在距胆总管吻合口约 20 cm 处，用吻合器做结肠后胃空肠吻合，再做 Braun 侧侧吻合，将结肠系膜裂孔闭合。④将营养管放入远段空肠，胃管放入近段空肠减压。于胰空肠吻合口置负压引流管 2 对，绕过胆总管吻合口，自腹壁另戳口引出。胰、胆管在肠壁潜行一段后也另戳口引出，拔除原胆管引流管。冲洗腹腔，仔细止血，逐层缝合腹壁。

术后第 1 天，鼓励患者下床活动。患者术后第 3 天拔除胃管，可饮水；第 5 天可进食清流质饮食；第 7 天及第 10 天拔除腹腔引流管；第 12 天出院。根据术后病理结果，制订下一步诊治计划，定期随访。

术后病理：（胰头十二指肠）壶腹部低分化腺癌，部分呈印戒细胞癌。肿瘤侵犯胰腺及胰周组织，侵犯十二指肠全层，未累及幽门及大网膜，可见神经侵犯，未见明确脉管瘤栓。胃切缘、十二指肠切缘、胆总管切缘及胰腺切缘均未见癌。（胆囊）胆囊组织呈慢性炎症表现，伴灶状淋巴细胞聚集。胆囊颈切缘未见癌。

诊断意见：淋巴结转移性癌（1/13）。胰腺周围淋巴结 0/2，十二指肠壁淋巴结 1/11。TNM 分期：pT3bN1。免疫组化结果：AE1/AE3（+++），CA19.9（++），C18（+++），CK19（+++），CK7（++），Ki-67（密集区 +20%），CK20（+），CDX-2（+），BRAF-V600E（−），C-MET（−），HER2（−），MLH1（+），MSH2（+），MSH6（+），PMS2（+）。

病例分析

　　近年来，随着手术技术的提高及手术器械的创新，尤其是腔内切割缝合器及超声刀等能量平台的应用，全腹腔镜胰十二指肠切除术（total laparoscopic pancreaticoduodenectomy，TLPD）的安全性得到大幅提升，越来越多的研究显示 TLPD 可以取得满意的疗效。Croome 等比较了 108 例 TLPD 术和 214 例开腹胰十二指肠切除术（open pancreaticoduodenectomy，OPD）治疗胰腺癌的临床疗效发现，TLPD 中转开腹率为 6.5%，LPD 组与 OPD 组手术时间、术后严重并发症发生率的比较差异无统计学意义（$P > 0.05$），但术中出血量更少、术后住院时间更短（$P < 0.05$）。魏秋亚等比较了同期各 19 例 TLPD 术和 OPD 术的临床资料，结果显示两组术中出血量、淋巴结清扫数目、术后并发症发生率、复发率、病死率、生存率均无明显差异（$P > 0.05$），TLPD 组患者术中出血量、术后重症监护时间、术后恢复排气时间、术后住院天数及切口长度更短（$P < 0.05$）。以上研究表明 TLPD 具有良好的可行性，体现出微创的特点。

　　TLPD 对病灶的性质、大小和位置有一定的要求，通常由于胰腺慢性炎症、胰腺神经内分泌肿瘤等良性肿瘤一般不侵犯血管，同时无须行术中淋巴结清扫，因此，可作为初始阶段理想病例。恶性肿瘤中，十二指肠乳头癌、壶腹周围癌出现黄疸较早，较少发生肠系膜血管侵犯及淋巴转移，更加适合施行腔镜手术。对于胰腺癌术前应做精确评估，重点了解有无血管侵犯及淋巴结转移等情况。

　　对于手术入路而言，目前主要存在如下几种方式：① Kocher 切口入路方式（经典胰十二指肠切除路径）：此手术入路遵循探查、游离、切除的经典顺序及先易后难的原则，相对比较安全，但若肿瘤侵犯周围血管或肿块较大时，术中可能发生血管撕裂，导致大出血。②动脉先行入路：此手术入路的优势为可在手术早期明确肠系膜上动脉是否受侵，判断手术是否可以根治切除，并能对起于肠系膜上动脉的变异肝右动脉进行保护及易于清扫动脉周围淋巴结，其缺点在于此手术入路技术难度大，术者需要有较高的技术基础，难以推广及普及。③钩突入路：此入路解剖基础为胰腺钩突完全位于肠系膜上静脉后方，其左侧缘极少超过肠系膜上动脉右侧缘口，优点在于能完整切除钩突及相关淋巴、脂肪、纤维组织，提高 R0 切除率，降低术后复发。缺点在于解剖分离比较困难，发生血管损伤时出血难以控制，对术者腔镜操作技术要求较高。④ "G" 形手术入路：此入路以胰头为中心，按照左上 – 右上 – 右下 – 左下 – 中心顺序切除，最后处理钩突部，手术过程解剖标志较多且明显，降低了手术难度，易于初学者掌握，缺点在于未明确血管是否受侵，有时会使手术陷于被动。⑤无接触技术入路：即先行离断汇入门静脉的胰头十二指肠区静脉，而后按常规步骤移除标本。此手术入路优点在于降低了在手术过程中因挤压使癌细胞通过门静脉远处转移的风险。缺点是术中游离血管复杂，手术时间明显延长，由于不能同常规入路那样牵拉及抬起胰头，血管损伤时出血亦难以控制。

虽然其安全性及各种优势仍需要更多的随机对照试验来验证，但 TLPD 已逐渐受到广大患者和外科医师的青睐，推广普及 TLPD 是未来的发展方向。TLPD 的研究和推广应注意以下几点：①建立规范化的学习和评估体系，在 TLPD 实施前，必须完成足够数量的 OPD 和腹腔镜辅助胰十二指肠切除术。为了缩短学习曲线，前 10 例需有相关专家参与；②术后并发症的发生率不受某些吻合口的影响，术中可选择自己熟悉的吻合方式，以减少术后并发症的发生；③一个相对固定的手术团队、助理和器械护士要掌握外科医师的手术习惯，跟上手术节奏，这样的手术团队会有更多的默契，缩短手术的学习曲线；④有效的监督。医院的 TLPD 病例资料应定期复查。对于术后并发症高于平均水平或手术事故频发的外科医师，应取消其进行 TLPD 的资格，并重新进入资格评定程序。总之，优化手术程序、提高手术安全性、改善患者预后是 TLPD 不断努力的方向。随着医学的不断发展，TLPD 会成为治疗胆管下端癌、十二指肠乳头癌、壶腹周围癌和胰头癌等的首选方法。

专家点评

本例患者十二指肠壶腹癌诊断明确，且与主胰管及胆总管关系密切，患者有手术指征，无明显手术禁忌证。肿瘤以十二指肠肠内生长为主，未明显侵犯周围脏器及血管，故可以选择全腹腔镜下胰十二指肠切除术。患者经全腹腔镜下胰十二指肠切除术治疗后，术后恢复良好。

病例提供者：包满都拉　白晓枫

点评专家：赵东兵

参考文献

[1] CROOME K P, FARNELL M B, QUE F G, et al. Total laparoscopic pancreaticoduodenectomy for pancreatic ductal adenocarcinoma: oncologic advantages over open approaches? Ann Surg, 2014, 260（4）: 633-638, discussion 638-640.

[2] 魏秋亚，刘永永，闫卫峰，等 . 全腹腔镜与开腹胰十二指肠切除术的临床配对研究 . 中华肝胆外科杂志，2016，22（5）：332-335.

[3] 朱峰，秦仁义 . 腹腔镜胰十二指肠切除术之我见 . 腹腔镜外科杂志，2018，23（6）：401-403.

[4] SHUKLA P J, BARRETO S G, KULKARNI A, et al. Vascular anomalies encountered during pancreatoduodenectomy: do they influence outcomes? Ann Surg Oncol, 2010, 17（1）: 186-193.

[5] HACKERT T, WERNER J, WEITZ J, et al. Uncinate process first: a novel approach for pancreatic head resection. Langenbecks Arch Surg, 2010, 395（8）: 1161-1164.

[6] 魏志刚，魏宇轩，霍天宇，等 . "G" 形手术路径的腹腔镜胰十二指肠切除术 33 例临床疗效分析 . 中华普通外科杂志，2018，33（7）：575-577.

[7] HIROTA M, SHIMADA S, YAMAMOTO K, et al. Pancreatectomy using the no-touch isolation technique followed by extensive intraoperative peritoneal lavage to prevent cancer cell dissemination: a pilot study. JOP, 2005, 6（2）: 143-151.

病例 15
胆总管下段腺癌 1 例

📋 病历摘要

患者女性，55 岁。主因"皮肤巩膜黄染 2 个月"入院。

【现病史】 患者 2 个月前无明显诱因出现上腹不适伴皮肤巩膜黄染、瘙痒，大便颜色变浅呈陶土样，小便颜色加深，就诊于当地医院，完善腹部 CT 平扫及 MRCP 检查显示：低位胆道梗阻伴肝内外胆管扩张，予以保肝、补液等对症治疗。1 个月前就诊于我院，ERCP 检查提示胆管中段占位，胆管刷检有腺癌细胞，予以 ENBD 引流减黄，术后皮肤巩膜黄染有所缓解。为求进一步诊治，收入我院，患者自发病以来，食欲、睡眠尚可，大小便通畅，体重下降 10 kg。

【既往史】 既往体健，否认肝炎、结核等传染病史，否认

笔记

外伤及输血史，无有害及放射物接触史。既往口服助消化药物过敏，具体不详。既往因盆腔肌瘤行手术治疗。

【个人史】 离退休人员，否认外地久居史，否认疫区疫水接触史，无吸烟、饮酒史。13 岁初潮，7 天 /（23 ～ 28）天，50 岁绝经。适龄结婚，育有 1 男，家庭成员体健。

【家族史】 家族中无类似疾病患者，否认其他家族性、遗传性疾病病史。

【体格检查】 患者全身皮肤黏膜黄染，下腹部可见纵行手术瘢痕，长约 10 cm，心、肺、腹未见明显异常。

【实验室检查】 肿瘤标志物：CA19-9 194.8 U/mL、CEA 11.75 ng/mL、CA24-2 110.85 U/mL，均明显升高。

【影像学检查】

ERCP（图 15-1）：肝内外胆管显影，胆总管中段狭窄，狭窄以上肝内外胆管扩张，扩张胆管最大直径约 2.0 cm，狭窄以下胆管显影正常。超声小探头检查示：胆管中段可见低回声占位，病变回声欠均匀，边界欠清楚，部分层次胆管壁结构消失。为减轻症状，置入直径为 5 Fr、长度为 6 cm 的胰管支架及猪尾型鼻胆引流管，引流管末端位于右肝管，尾端自鼻腔引出并固定。

胸部 CT 示：右肺上叶后段磨玻璃密度结节，大小约 1.0 cm × 0.8 cm，密度不均，边缘少许毛刺影，需警惕早期肺癌；左肺下叶背段见另一玻璃密度结节，约 0.7 cm × 0.6 cm，分叶状，密度不均匀，边缘见毛刺影，牵拉局部肋胸膜，亦需警惕早期肺癌。

【胆管刷检物病理】 有腺癌细胞，部分细胞鳞化。

【入院诊断】胆管恶性肿瘤，梗阻性黄疸，ENBD 减黄术后，盆腔肌瘤术后。

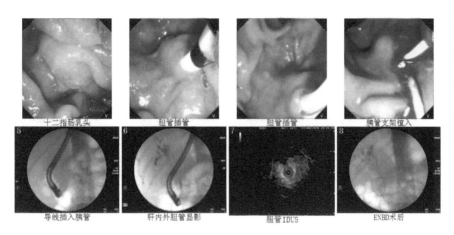

图 15-1   ERCP：胆管中段占位，考虑为恶性梗阻，行鼻胆引流管 + 胰管支架置入

【治疗经过】

入院后完善相关检查，常规术前准备，拟行胰十二指肠切除术。

手术过程：术中探查见肿瘤位于胆管中段，大小约为 2 cm × 2 cm × 1 cm，门静脉侧壁受累，未见远处转移。术中依次切断胃、胆囊、空肠及胆总管，清扫胰腺周围及邻近动脉周围淋巴结，缝合修补门静脉侧壁，距肿瘤 2 cm 处切断胰体，完整取出标本。将空肠远端经横结肠系膜切口向上提出，距空肠断端 3 cm、10 cm 处分别行空肠 – 胰腺端侧吻合、空肠 – 胆总管端侧吻合，距胆总管吻合口 20 cm 处行结肠前胃空肠侧侧吻合，再行 Braun 侧侧吻合，关闭横结肠系膜裂孔。术中留置胃管及空肠营养管，于胰肠吻合口、胆肠吻合口留置腹腔引流管，冲洗腹腔后仔细止血，连续缝合腹膜、腹白线及皮下组织，手术顺利，安返病房。

术后给予心电监护、吸氧、抑酸、止痛、止吐、雾化、静脉营养等对症支持治疗。术后第 3 天停止心电监护，腹腔引流液呈墨绿色胆汁样，量约 150 mL，不除外术后胆瘘，留取细菌培养、

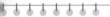

监测体温及血常规变化。同时予以切口换药，可见少量黏液渗出，考虑为脂肪液化，予以纱布填塞，通畅引流。鼓励患者下地适当活动，拔除尿管。术后第 7 天，患者已排气，拔除胃管，可分次少量进食流质食物。腹腔引流液细菌培养结果回报有白色念珠菌生长，请药剂科会诊后调整抗生素为拉氧头孢＋吗啉硝唑＋氟康唑，密切监测患者感染及生化指标。术后第 13 天，患者诉进食后腹胀、恶心，呕吐少量胃液，行上消化道造影（图 15-2）：残胃见较多液体潴留，造影剂排空延迟。考虑术后胃排空延迟，给予胃肠减压、禁食水、肠外营养、抑酸补液、促进胃动力等治疗。患者腹腔引流少，酌情退管。术后第 16 天，患者生命体征平稳，CRP、PCT 已恢复正常值，可停用抗生素，拔除右下引流管，右上引流管引流液较为浑浊且淀粉酶较高（2352 U/mL），暂予以保留。术后第 21 天，拔除右上腹腔引流管，切口渗出减少，予以消毒后缝合。患者每日胃管引流约 200 mL，再次复查上消化道造影（图 15-3）：胃内可见较多潴留液，吻合口可见少量造影剂进入小肠，运动 30 分钟后可见造影剂位于盆腔。术后第 22 天，患者生命体征平稳，拔除腹腔引流管，胃管夹闭，切口愈合良好，胃排空延迟较前稍好转，转入分院继续治疗。第 28 天，拔除胃管，康复出院。

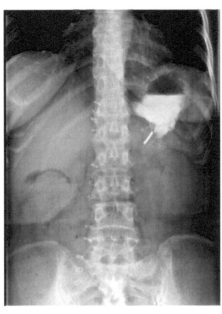

图 15-2　术后第 13 天上消化道造影：残胃见较多液体潴留，造影剂排空延迟

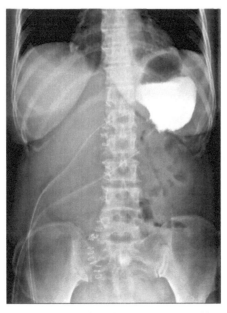

图 15-3　术后第 21 天上消化道造影：胃内可见较多潴留液，
吻合口可见少量造影剂进入小肠

术后病理:(大体标本)胰十二指肠切除标本,胃小弯长 10 cm,大弯长 13 cm,十二指肠长 11 cm,周径 5 cm,胰腺大小 8 cm×5 cm×4 cm,胆总管长 4 cm,周径 1～2 cm。垂直胆管及胰腺书页状切开,于胆管及周围见一肿物,大小 3.5 cm×1.5 cm×1.3 cm,切面灰白、实性、质硬、界不清,累及胰腺,未累及胃及十二指肠壁。(镜下诊断)胆总管中-低分化腺癌,肿瘤侵犯胆管壁深度 > 1.2 cm,可见脉管癌栓及较多神经侵犯。肿瘤累及胰腺组织,未累及十二指肠乳头。幽门、胃切缘、小肠切缘、胰腺切缘及胆总管切缘均未见癌。淋巴结可见转移癌(1/28)。TNM分期:pT3N1M0。

患者出院后行 GS 方案(吉西他滨联合替吉奥)1 个周期,因血小板减少未能继续静脉化疗,遂口服替吉奥单药化疗 5 个月。

病例分析

胆管癌(cholangiocarcinoma)统指胆管系统衬覆上皮发生的恶性肿瘤,按所发生的部位可分为肝内胆管癌(intrahepatic cholangiocarcinoma, iCCA)和肝外胆管癌(extrahepatic cholangiocarcinoma, eCCA)两大类。eCCA 又以胆囊管与肝总管汇合点为界分为肝门部胆管癌(perihilar cholangiocarcinoma, pCCA)和远端胆管癌(distal cholangiocarcinoma, dCCA)。本病例分析过程着重讨论远端胆管癌的临床表现、术前检查及辅助治疗等内容。

dCCA 发生于胆囊管汇合处以下和 Vater 壶腹上方的胆总管,占全部胆管癌的 20%～40%,常需与胰腺癌鉴别。在第七版 AJCC 中,首次正式将 dCCA 与 iCCA 和 pCCA 分开分期。由于

dCCA 位置特殊，具有高度的侵袭性，易复发，预后极差，其中位生存期仅为 33 个月，5 年生存率约为 37%。

1. 胆管癌的危险因素及临床表现

胆管癌的病因仍不明确，其危险因素包括原发性硬化性胆管炎（primary sclerotic cholangitis，PSC）、先天性胆总管囊肿、肝吸虫、胆石症、肝硬化、肥胖、Lynch 综合征、慢性乙 / 丙型肝炎和炎症性肠病等，如果患者暴露于危险因素下，建议定期复查，一经发现尽早行根治性手术治疗。胆管癌无特异性临床特征，腹部不适、乏力、消瘦、食欲不振、恶心为常见的一般表现，典型的远端胆管癌患者除了以上的表现外，还伴有无痛性黄疸、皮肤瘙痒、陶土样便、茶色尿等症状。

2. 胆管癌的相关检查

在实验室检查中，血清胆红素、碱性磷酸酶、γ- 谷氨酰转肽酶等指标可升高，长期胆道梗阻可以减少脂溶性维生素的吸收，导致凝血酶原时间延长。血清 CEA 和 CA19-9 在胆管癌的诊断、疗效和监测中有一定意义，但是敏感度和特异度都比较低。血清 P53 抗体存在于大约 20% 的肝外胆管癌患者中，可能是早期发现肿瘤的有用标志物。

影像学检查有助于胆管癌的定位及分期，具体包括：①超声显像：超声可以直观探查胆道壁厚度、有无扩张增大、腔内肿块及胆道管腔是否通畅等情况，是 CCA 的首选检查方法，指导选择最佳的影像学检查以完成对肿瘤的评估。②螺旋 CT：CT 被认为是 dCCA 定性和分期的标准成像手段，图像上表现为扩张的胆囊及肝外胆道，便于与肝内胆管癌鉴别。三期增强扫描可以探明肿瘤与邻近器官、血管结构的关系及是否存在远处转移，初步判定疾病进展程度。③MRI：MRI与CT检查类似，肿瘤表现为T1加权像高信号，T2加权像低信号，可以显示肝和胆管的解剖和肿瘤范围、是否有肝脏转移。磁共振胰胆管成像可较好地显示肝外胆道，反映胆管的受累范围，对判断胆道梗阻有较高的敏感性（80%～95%），目前被认为是诊断和分期的最佳影像手段。④PET-CT：PET-CT可用于判断肿块的良恶性及是否存在远处转移，但胆管黏液腺癌可表现假阴性。⑤超声内镜：超声内镜检查对鉴别远端胆管癌与胰头癌、壶腹癌的价值较大，可以更好地观察胆管癌壁内进展程度、胰腺实质侵犯、局部淋巴结转移和血管侵犯，引导细针对病灶和淋巴结穿刺行活组织检查，检出率高达92.9%。⑥经内镜逆行性胰胆管造影（endoscopic retrograde cholangio-pancreatography，ERCP）和经皮肝穿刺胆管造影（percutaneous transhepatic cholangiography，PTC）：ERCP适用于了解梗阻部位以下胆道情况，而PTC则适用于了解梗阻部位以上的胆道情况，ERCP或PTC可同时取胆汁样本做细胞学检查，阳性率约为30%，联合刷检和活检可提高阳性率。但ERCP、MRCP的广泛应用及PTC相关并发症的发生使得其更多作为一种治疗手段，达到引流胆汁的目的。

病理组织学和细胞学检查是确诊胆管癌的唯一依据和金标准。获得病理组织学或细胞学标本的方法包括引流胆汁脱落细胞、ERCP引导下的胆道细胞刷检、胆道镜活检、细针穿刺或体外B超、CT引导下经皮穿刺活检组织。病理分型包括：①大体类型：息肉型、结节型、硬化缩窄型和弥漫浸润型。结节型和硬化型倾向于侵犯周围组织；弥漫浸润型倾向于沿胆管扩散；息肉型可因脱落而发生转移，肿瘤局限于胆管壁者手术预后较好。②组织学类型：腺癌最常见，少见类型有黏液腺癌、透明细胞腺癌、印戒细胞癌、腺鳞癌、未分化癌和神经内分泌肿瘤等。

3. 远端胆管癌的分期

一般根据 TNM 系统对肝内、肝门部和远端胆管癌分别进行分期，本文仅列出远端胆管癌分期（表 15-1）。

表 15-1　UICC/AJCC TNM 分期系统（2017 年第 8 版）

原发肿瘤（T）	分期
Tis：原发癌	0：Tis、N0、M0
T1：侵及胆管壁深度 <5 mm	Ⅰ：T1、N0、M0
T2：侵及胆管壁深度 5～12 mm	ⅡA：T1、N1、M0
T3：侵及胆管壁深度 >12 mm	T2、N0、M0
T4：侵及腹腔动脉干、肠系膜上动脉和（或）肝总动脉	ⅡB：T2、N1、M0 T3、N0-1、M0
局部淋巴结（N）	ⅢA：T1-3、N2、M0
N0：无区域淋巴结转移	ⅢB：T4、任何 N、M0
N1：1～3 枚区域淋巴结转移	Ⅳ：任何 T、任何 N、M1
N2：≥4 枚区域淋巴结转移	
远处转移（M）	
M0：无远处转移	
M1：有远处转移	

4. 远端胆管癌的治疗

（1）辅助化疗及新辅助化疗

胆管癌总体预后较差，术后出现局部复发及远处转移高达 60%，因此术后行辅助治疗可有效降低术后复发，改善患者预后，尤其是 R1 切除、淋巴结阳性与疾病分期在 Ⅱ 期及以上的患者。新版 NCCN 指南及我国 2021 年 CSCO 指南均推荐卡培他滨作为胆管癌术后的一线辅助治疗方案，主要基于 Primrose 等进行的一项随机对照多中心 Ⅲ 期 BILCAP 研究，其余推荐辅助化疗方案则为基于 5- 氟尿嘧啶、卡培他滨或吉西他滨的联合或单一治疗。对于不可切除或转移性胆管癌的一线化疗，NCCN 指南推荐吉西他滨联合顺铂作为首选方案，吉西他滨联合替吉奥和卡培他滨联合奥沙利铂同样是我国专家推荐的治疗方案。对于体能状况良好的患者，可以考虑 3 药联合的强烈化疗，吉西他滨 + 白蛋白紫杉醇 + 顺铂联合方案有效率高达 45%，PFS 达 11.8 个月，OS 达 19.2 个月。

（2）靶向和免疫治疗

靶向和免疫治疗在综合治疗中的作用愈加突显。NCCN 指南推荐对于晚期胆管癌患者进行 MSI/dMMR 检测和基因检测。对于 MSI/dMMR 阳性的患者，推荐使用 PD-L1 免疫制剂帕博利珠单抗（Pembrolizumab），通过靶向 PD-L1 的单克隆抗体阻断 PD-1 与配体的相互结合，使 T 淋巴细胞发挥抗肿瘤的免疫功能。对于 NTRK 基因融合阳性的患者，推荐恩曲替尼（Entrectinib）和拉罗替尼（Larotrectinib）为一线靶向方案。其他的靶向抑制剂包括 EGFR 抑制剂、HER2 抑制剂、PARP 抑制剂，在晚期胆管癌治疗中均有相关报道，有待更多的临床证据支持。

（3）放射治疗

放疗通过射线杀伤癌细胞，具有适用范围广、损伤程度小、个体化治疗等优点。但 dCCA 病理组织学分型大多为腺癌，放射敏感性不高，不作为单独治疗。前瞻性 II 期临床研究 SWOG S0809 表明对于可手术切除的局部进展期肝外胆管癌患者术后采取吉西他滨联合卡培他滨的辅助化疗，以及以卡培他滨为基础的同步放化疗已显示出良好的生存获益。对于不能切除的局部晚期胆管癌患者，常规剂量放疗联合同步化疗相较于单纯化疗或放疗同样显示出在缓解症状和延长生存上的优势。

（4）手术治疗

根治性手术切除是患者唯一获得治愈的有效手段，其目标是完整地切除肿块并廓清区域淋巴结，但是有研究表明只有约 35% 的患者能够早期发现并接受根治性手术。完整地切除肿瘤，即包括肝外胆管、胰头、十二指肠、血管等多切缘阴性的完整肿瘤切除（R0 切除）。区域淋巴结包括肝十二指肠韧带（12a、b、p、h 组）、肝总动脉周围（8a、p 组）、胰头部周围（13a、b 组；17a、b 组）、肠系膜上动脉根部周围的淋巴结（14p、d），超出上述区域的淋巴结转移按 M1 划分，同时第 8 版 AJCC 远端胆管癌分期系统建议最少检出淋巴结数目为 12 枚，当淋巴结检出数目低于 12 枚且未发现转移时，应标注为 pN0。术后阳性淋巴结数目对预后有一定的预测价值，日本学者在一项回顾性研究中按术后阳性淋巴结数目分为 N0 组、N1 组（1～3 枚）和 N2 组（≥ 4 枚）3 个亚组，能较好区分患者预后，N2 组（≥ 4 枚）患者 5 年生存率仅为 6.0%，中位生存时间＜ 16 个月。

目前远端胆管癌的常规治疗术式为胰十二指肠切除术（pancreatoduodenectomy，PD），PD 切除范围包括胰头部、远端胃、十二指肠、上段空肠、胆囊和胆总管，同时辅以腹腔淋巴结清扫。其改进术式为保留幽门的胰头十二指肠切除术（pylorus-preserving pancreatoduodenectomy，PPPD），依据术中十二指肠切缘与幽门淋巴结冰冻切片结果决定是否保留幽门，不增加手术风险的同时还具有手术操作简单、提高术后患者生活质量等优点。在手术方式的选择上，早期远端胆管癌腹腔镜及机器人手术与开放手术相比远期疗效无明显差别，但是在术后的快速康复方面有明显的优势。

远端胆管癌术前减黄目前仍存在争议，对于低位胆道梗阻拟行胰十二指肠切除术的患者不推荐常规行术前减黄，但对于合并严重黄疸（总胆红素大于 380 μmol/L）或黄疸持续时间长、全身一般状态较差的患者建议行术前减黄，减黄时间以使肝功能显著改善或基本恢复正常为宜。在减黄手段的选择上，我国专家共识认为引流优先选择内镜胆管支架引流术（endoscopic retrograde biliary drainage，ERBD），用最少的支架起到最好的引流效果。若 ERBD 失败，则用内镜下鼻胆管引流术（endoscopic nasobiliary drainage，ENBD）；若 ENBD 失败，则选择经皮肝穿刺胆道引流术（percutaneous transhepatic cholangial drainage，PTCD），PTCD尽量选择单侧引流达到减黄效果。

专家点评

　　远端胆管癌的发病率在近几年有逐渐增加的趋势，由于其生长位置毗邻重要血管且侵袭性较强，患者就诊时多为局部晚期或已发生转移，有效的治疗手段选择有限，整体预后不佳。因此针对高危人群应定期监测，一经发现尽快进行肿瘤的完整切除及区域淋巴结清扫。目前胆管癌辅助治疗的发展已显著改善患者的预后，除去传统的放化疗，针对特定基因突变的免疫治疗及靶向治疗也有望进一步改写胆管癌的治疗模式，因此更加强调以外科治疗为主的多学科合作治疗的重要性。

病例提供者：孙崇源　陈应泰

点评专家：赵东兵

参考文献

[1] ZHOU Y, LIU S, WU L, et al. Survival after surgical resection of distal cholangiocarcinoma: a systematic review and meta-analysis of prognostic factors. Asian J Surg, 2017, 40 (2): 129-138.

[2] BENAVIDES M, ANTÓN A, GALLEGO J, et al. Biliary tract cancers: SEOM clinical guidelines. Clin Transl Oncol, 2015, 17 (12): 982-987.

[3] OKADA R, SHIMADA H, OTSUKA Y, et al. Serum p53 antibody as a potential tumor marker in extrahepatic cholangiocarcinoma. Surg Today, 2017, 47 (12): 1492-1499.

[4] HENNEDIGE T P, NEO W T, VENKATESH S K. Imaging of malignancies of the biliary tract- an update. Cancer Imaging, 2014, 14 (1): 14.

[5] ZHANG Y, UCHIDA M, ABE T, et al. Intrahepatic peripheral cholangiocarcinoma: comparison of dynamic CT and dynamic MRI. J Comput Assist Tomogr, 1999, 23 (5): 670-677.

[6] 金震东, 黄建伟, 湛先保, 等. 胆总管下段癌的腔内超声与ERCP诊断价值比较. 中国医学影像技术, 2004, 20 (5): 656-658.

[7] MA N, CHENG H, QIN B D, et al. Adjuvant therapy in the treatment of gallbladder cancer: a meta-analysis. BMC Cancer, 2015, 15: 615.

[8] PRIMROSE J N, FOX R P, PALMER D H, et al. Capecitabine compared with observation in resected biliary tract cancer (BILCAP): a randomised, controlled, multicentre, phase 3 study. Lancet Oncol, 2019, 20 (5): 663-673.

[9] VALLE J, WASAN H, PALMER D H, et al. Cisplatin plus gemcitabine versus gemcitabine for biliary tract cancer. N Engl J Med, 2010, 362 (14): 1273-1281.

[10] 梁后杰, 秦叔逵, 沈锋, 等. CSCO胆道系统肿瘤诊断治疗专家共识(2019年版). 临床肿瘤学杂志, 2019, 24 (9): 828-838.

[11] SHROFF R T, JAVLE M M, XIAO L C, et al. Gemcitabine, cisplatin, and nab-paclitaxel for the treatment of advanced biliary tract cancers: a phase 2 clinical trial. JAMA Oncol, 2019, 5 (6): 824-830.

[12] RIZVI S, GORES G J. Emerging molecular therapeutic targets for cholangiocarcinoma. J Hepatol, 2017, 67 (3): 632-644.

[13] BEN-JOSEF E, GUTHRIE K A, EL-KHOUEIRY A B, et al. SWOG S0809:

a phase II intergroup trial of adjuvant capecitabine and gemcitabine followed by radiotherapy and concurrent capecitabine in extrahepatic cholangiocarcinoma and gallbladder carcinoma. J Clin Oncol, 2015, 33（24）: 2617-2622.

[14] AUTORINO R, MATTIUCCI G C, ARDITO F, et al. Radiochemotherapy with gemcitabine in unresectable extrahepatic cholangiocarcinoma: long-term results of a phase II study. Anticancer Res, 2016, 36（2）: 737-740.

[15] JARNAGIN W R, FONG Y, DEMATTEO R P, et al. Staging, resectability, and outcome in 225 patients with hilar cholangiocarcinoma. Ann Surg, 2001, 234（4）: 507-517, discussion 517-519.

[16] 汤朝晖, 田孝东, 魏妙艳, 等. 美国癌症联合委员会胆道恶性肿瘤分期系统（第8版）更新解读. 中国实用外科杂志, 2017, 37（3）: 248-254.

[17] KIRIYAMA M, EBATA T, AOBA T, et al. Prognostic impact of lymph node metastasis in distal cholangiocarcinoma. Br J Surg, 2015, 102（4）: 399-406.

[18] KLAIBER U, PROBST P, HÜTTNER F J, et al. Randomized trial of pylorus-preserving vs. pylorus-resecting pancreatoduodenectomy: long-term morbidity and quality of life. J Gastrointest Surg, 2020, 24（2）: 341-352.

[19] CHEN S, CHEN J Z, ZHAN Q, et al. Robot-assisted laparoscopic versus open pancreaticoduodenectomy: a prospective, matched, mid-term follow-up study. Surg Endosc, 2015, 29（12）: 3698-3711.

[20] 陈顺, 吴子龙, 王方明, 等. 腹腔镜与开腹胰十二指肠切除术治疗远端胆管癌疗效分析. 中华普通外科杂志, 2021, 36（9）: 653-657.

[21] ESNAOLA N F, MEYER J E, KARACHRISTOS A, et al. Evaluation and management of intrahepatic and extrahepatic cholangiocarcinoma. Cancer, 2016, 122（9）: 1349-1369.

[22 邵子雨, 吴文广, 刘颖斌. 胆管恶性肿瘤术前减黄研究进展. 中国实用外科杂志, 2020, 40（8）: 969-972.

[23] 梁后杰, 秦叔逵, 沈锋, 等. CSCO胆道系统肿瘤诊断治疗专家共识（2019年版）. 临床肿瘤学杂志, 2019, 24（9）: 828-838.

病例 16
全腹腔镜胰十二指肠切除术
治疗十二指肠乳头癌 1 例

病历摘要

患者女性，52 岁，主因"上腹部疼痛、进食后饱胀感 1 个月"入院。

【现病史】 患者于 1 个月前无诱因出现上腹部疼痛，伴进食后饱胀感，当时在当地医院就诊，行腹部增强 CT 及肠镜检查并取活检，诊断为十二指肠肿物，建议到上级医院进一步诊治。患者为明确诊治而来我院，患者患病以来饮食睡眠尚可，大小便通畅，无发热，体重下降 5 kg。

【既往史】 否认结核、肝炎等传染病史。否认高血压、心脏病及糖尿病病史。否认药物、食物过敏史。10 年前在当地医院行子宫肌瘤切除术。2018 年在当地医院行内镜下声带息肉电切术，

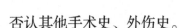

否认其他手术史、外伤史。

【体格检查】腹部查体无阳性体征。

【实验室检查】肿瘤标志物：CEA、AFP、CA72-4、CA19-9、CA24-2 皆在正常范围内。

【影像学检查】

腹部增强 CT（图 16-1）：胆总管下段十二指肠乳头部见分叶状肿物，大小约 2.1 cm×1.7 cm，阻塞胆总管，增强扫描轻中度强化，胆总管、肝内胆管及胆囊均明显扩张，胰管亦被包裹狭窄，轻度扩张。腹膜后多发淋巴结，大者短径约 0.8 cm。腹、盆腔未见明确肿大淋巴结。诊断考虑胆总管下段、十二指肠乳头肿物伴胆道梗阻，考虑为癌可能性大。

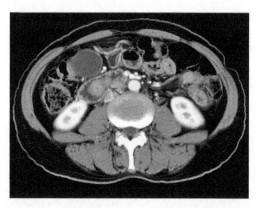

图 16-1　腹部增强 CT 提示：胆总管下段十二指肠乳头部见分叶状肿物，大小约 2.1 cm×1.7 cm

胃镜（图 16-2）：食管未见明显异常，食管胃交界线距门齿约为 40 cm。贲门、胃底及胃体未见明显异常，胃窦部黏膜充血、水肿，胃窦前壁可见一局限性隆起，直径约 4 cm，表面黏膜光滑完整。十二指肠降部可见一直径约 3.5 cm 的息肉样隆起，余所见十二指肠未见明显异常。内镜诊断：十二指肠降部息肉样隆起，腺瘤可能（性质待病理），建议行十二指肠镜检查。胃窦隆起，考虑壁外器官外压可能。

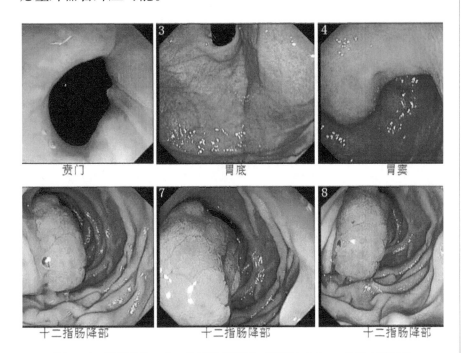

贲门　　　　　　　　胃底　　　　　　　　胃窦

十二指肠降部　　　　十二指肠降部　　　　十二指肠降部

图 16-2　胃镜提示：十二指肠降部可见一直径约 3.5 cm 的息肉样隆起

超声内镜（图 16-3）：十二指肠降部（乳头区）病变处肠壁内可见一中低回声占位，大小约 22.6 mm × 21.4 mm，病变回声不均匀，病变边界不清楚，病变与胆总管下段关系密切，胆总管略扩张，最大直径约为 10.1 mm。胆囊增大明显，胆囊壁增厚，胰腺体部胰管略扩张，直径约 2.3 mm。超声探及范围内未见明显肿大淋巴结。内镜诊断：十二指肠降部肿物，病变累及壶腹部及胆总管下段，建议外科就诊。胆囊增大明显。

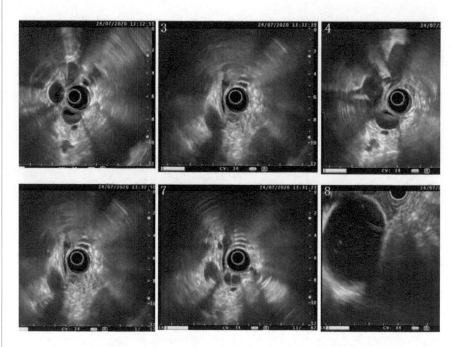

图 16-3　超声内镜提示：十二指肠降部（乳头区）病变处肠壁内可见一中低回声占
位，大小约 22.6 mm×21.4 mm

【活检病理】（十二指肠壶腹部）十二指肠壶腹部管状绒毛状
腺瘤，伴低级别上皮内瘤变，局灶伴高级别上皮内瘤变。

【治疗经过】

入院后完善相关检查，未见手术禁忌证。围手术期采用快速
康复外科法，术前 1 日不禁食水，不备皮，不做肠道准备。术前
不放置胃管。患者行气管插管，全身麻醉。采用"五孔法"放置
Trocar，脐下穿刺建立气腹（压力 12 ～ 15 mmHg），置入 10 mm
Trocar 作为观察孔；右侧锁骨中线平脐上 2 cm 置入 12 mm Trocar
作为主操作孔；左锁骨中线平脐上 2 cm、右左侧腋前线肋缘下
2 cm 分别置入 5 mm Trocar 作为辅助操作孔。术者立于患者右侧，
助手位于左侧，扶镜者位于患者两腿之间。

术中探查：常规进行腹腔探查，探查肝脏、腹腔未见肉眼转

移结节，肿瘤位于十二指肠降部，内向型生长，大小为 3 cm×2 cm×2 cm，局部同胆总管关系密切，同胰腺、门静脉界限清晰。

主要步骤：①切断胆总管：结扎切断胃十二指肠动脉及幽门上区的各小血管分支、并清除肝十二指肠韧带内及幽门上淋巴结，显露胆总管。在十二指肠上缘切断胆总管，远端结扎，近端用止血钳钳夹，备吻合用。清除肝总动脉、胃左动脉及腹腔动脉周围淋巴结。②切除胆囊：由胆囊底部向颈部分离胆囊，结扎胆囊管和胆囊动脉，切除胆囊。③切断胃：胃角水平用直线切割器切断胃，远端随病变一并切除，近端备吻合。④切断胰体：胰腺下缘经肠系膜上静脉与胰后用长弯钳钝性分离其间隙，从胰腺上缘穿出，穿过一根牵引线，沿牵引线切断胰体、出血点予以缝扎。切缘距肿瘤约 1.5 cm，胰管插管。⑤切断空肠：在十二指肠悬韧带远端 10 cm 处切断空肠，近端结扎，向上推过横结肠系膜裂孔，准备切除，远端备吻合用。⑥分离胰头钩突：将切断的胰腺头端外翻，仔细将其右后壁与门静脉和肠系膜上静脉相联系的小血管一一结扎、切断，将钩突显露。用左手示指放在胰头和下腔静脉之间，拇指在前，分离结缔组织。分离出钩突后将需要切除的脏器整块切除，仔细止血。

重建消化道：①胰空肠吻合：将空肠远端经横结肠系膜切口向上提出，在距空肠断端 1 cm 处，行空肠 – 胰腺端端套入吻合。②胆总管空肠吻合：切除胆囊，距空肠断端 10 cm，行空肠 – 胆总管端侧吻合。③胃空肠吻合：在距胆总管吻合口以远约 20 cm 处，用吻合器做结肠后胃空肠吻合，再行 Braun 侧侧吻合，将结肠系膜裂孔闭合。将营养管放入远段空肠，胃管放入近段空肠减压。于胰空肠吻合口置负压引流管 2 对，绕过胆总管吻合口，自腹壁另戳口引出。胰、胆管在肠壁潜行一段后也另戳口引出，拔除原胆道引流管。冲洗腹腔，仔细止血，逐层缝合腹壁。

术后第 1 天，鼓励患者下床活动。患者术后第 3 天拔除胃管，可饮水，第 5 天可进食清流质饮食，第 6 天及第 8 天拔除腹腔引流管，第 10 天出院。根据术后病理结果，制订下一步诊治计划，定期随访。

术后病理：（胰头十二指肠部分胃及胆囊）十二指肠乳头管状绒毛状腺瘤，伴高级别上皮内瘤变；肿瘤小灶浸润黏膜固有层，符合局灶腺瘤癌变。周围伴低级别上皮内瘤变。肿瘤未累及胰腺及胆总管壁，未见明确脉管瘤栓及神经侵犯。幽门环、大网膜、胰腺切缘、小肠切缘、胃切缘及胆总管切缘均未见癌。胆囊组织伴慢性炎症。淋巴结未见转移癌（0/8）。pTNM 分期：pT1aNO。免疫组化结果显示： P53（70%+，不均一）, Ki-67（密集区域 50%+，不均一）, MLH1（＋）, MSH2（＋）, MSH6（＋）, PMS2（＋）, Desmin（显示黏膜肌层）。

病例分析

腹腔镜胰十二指肠切除术是腹部外科最复杂的手术之一，其手术操作难度大、危险性高、涉及多个消化道重建，被誉为胰腺外科手术"皇冠上的明珠"。1994 年，Gagner 等报道首例腹腔镜胰十二指肠切除术（laparoscopic pancreaticoduodenectomy, LPD），此后，越来越多的胰腺医疗中心争相尝试。由于外科器械与腹腔镜设备限制等原因，我国 LPD 经历了漫长的探索阶段，在 LPD 开展的第一个 10 年，鲜有大宗病例报道，总结限制其发展的主要原因在于：①胰腺周围解剖结构复杂，大血管分布较多，手术切除范围广、吻合难度大；胰瘘、出血等术后并发症发生率及术后死亡率居高不下。②腹腔镜手术立体感较差、操作视角改变，缺乏触感、操作灵活性相对不足等因素给腹腔镜下操作造成很大的困难。③ LPD 的学习曲线长，尤其是完成腔镜下消化道重建对术者及团队配合要求极高，需要较长时间的练习及经验积累。自 2010 年起，全球 LPD 手术大规模开展，这为我国胰腺外科医师注入了一针"强心剂"，随即 LPD 手术在我国各个胰腺外科医疗中心逐步开展起来。近 5 年来，我国 LPD 发展进入快速期，不仅实现了手术例数的猛增，在手术技术、手术难度上均有较大的提升。

LPD 主要可分为以下几种：①完全腹腔镜下胰十二指肠切除术；②腹腔镜辅助胰十二指肠切除术：通过腹腔镜完成胰十二指肠切除，以及通过腹壁小切口完成消化道重建或者将手伸入腹腔内协助腹腔镜下操作亦归于此类；③腹腔镜机器人联合手术：近年来达芬奇机器人发展迅速，其可为术者提供更清晰的 3D 图像及更精确的手术操作，利用机器人手术系统完成手术可更快捷、更安全地度过学习曲线。

理论上来说，LPD 的适应证与开腹胰十二指肠切除术（open pancreaticoduodenectomy，OPD）一致，其适应证包括：①十二指肠癌；② Vater 壶腹部癌；③胆总管下端癌；④未发生血管侵犯的早期胰头癌；⑤伴有梗阻的慢性胰腺炎等。2017 年，Palanivelu 和 Ammori 等提出胰头部肿瘤应＜ 3 cm，无周围大血管的浸润或淋巴结的转移，继发性肥胖不会影响 LPD 的进行，只是增加了手术难度及并发症的发生风险。肿瘤侵犯血管一直被视为是 LPD 的绝对禁忌证，但是随着外科技术和腔镜器械不断发展，LPD 联合血管切除的相关报道愈来愈多，且静脉切除率无统计学差异。既往认为高龄是腔镜手术的相对禁忌证，目前亦有研究表明，高龄患者（年龄≥70岁）行 LPD 的病死率、并发症发生率和心肺意外与 OPD 相似，因此，LPD 的绝对禁忌证正在逐渐变为相对禁忌证，而适应证范围正在不断扩大。总的来说，随着外科医师腔镜下切除和吻合的技术水平不断提高及外科手术器械设备的不断进步，LPD 的手术适用范围亦会逐渐扩大。

LPD 作为腹部外科手术的"珠穆朗玛峰"，具有一定的学习曲线。在学习曲线中的医师完成的 LPD 与度过学习曲线的医师相比，其手术时间、术中出血量、术后并发症及远期预后均有明显的统计学差异。相比 OPD 而言，胰腺肿瘤常伴有胰周炎症导致胰周间隙缩小或消失、门静脉（portal vein，PV）肠系膜上静脉（superior mesenteric vein，SMV）受肿瘤压迫甚至侵犯、术前影像及术中难以判断 PV/SMV 情况，以及胰腺质地变硬等均增加了腹腔镜下肿瘤切除的难度。因此，尝试开展 LPD 的医疗中心，应注意病例的选择，优先选择病灶小、伴有胆胰管扩张的早期壶腹周围癌，逐步过渡至胆总管下段的恶性肿瘤、主胰管型的胰腺导管内乳头状黏液瘤及胰头肿瘤。对于技术路线成熟的外科医师及医疗中心，浸润周围大血管、侵犯邻近静脉血管的胰头部肿瘤，可行 LPD 联合血管切除重建。

专家点评

本例患者为中年女性，虽然术前病理未明确恶性肿瘤，但患者十二指肠肿物明确，不除外恶性肿瘤可能，且伴胆道梗阻。患者有手术指征，无明显手术禁忌证。对于该病例，可选择行开腹胰十二指肠切除术或腹腔镜下胰十二指肠切除术，而根据患者考虑为十二指肠壶腹部肿瘤、肿瘤以十二指肠肠内生长为主、无明显侵犯周围脏器及血管的个体情况，选择了腹腔镜下胰十二指肠切除术。患者经腹腔镜下胰十二指肠切除术治疗后，恢复良好。

病例提供者：包满都拉　孙跃民

点评专家：白晓枫

参考文献

[1] GAGNER M，POMP A. Laparoscopic pylorus-preserving pancreatoduodenectomy. Surg Endosc，1994，8（5）：408-410.

[2] PALANIVELU C，JANI K，SENTHILNATHAN P，et al. Laparoscopic pancrea-ticoduodenectomy：technique and outcomes. J Am Coll Surg，2007，205（2）：222-230.

[3] AMMORI B J，AYIOMAMITIS G D. Laparoscopic pancreaticoduodenectomy and distal pancreatectomy：a UK experience and a systematic review of the literature. Surg Endosc，2011，25（7）：2084-2099.

[4] SENTHILNATHAN P，SRIVATSAN GURUMURTHY S，GUL S I，et al. Long-term results of laparoscopic pancreaticoduodenectomy for pancreatic and periampullary cancer-experience of 130 cases from a tertiary-care center in South India. J Laparoendosc Adv Surg Tech A，2015，25（4）：295-300.

[5] 蔡合，蔡云强，李永彬，等. 腹腔镜胰十二指肠切除术在年龄≥70岁患者中的安全性研究. 中华消化外科杂志，2017，16（10）：1029-1035.

[6] TEE M C，CROOME K P，SHUBERT C R，et al. Laparoscopic pancreato-duodenectomy does not completely mitigate increased perioperative risks in elderly

patients. HPB（Oxford）, 2015, 17（10）: 909-918.

[7] SHARPE S M, TALAMONTI M S, WANG C E, et al. Early national experience with laparoscopic pancreaticoduodenectomy for ductal adenocarcinoma: a comparison of laparoscopic pancreaticoduodenectomy and open pancreaticoduodenectomy from the national cancer data base. J Am Coll Surg, 2015, 221（1）: 175-184.

[8] TAN C L, ZHANG H, PENG B, et al. Outcome and costs of laparoscopic pancreaticoduodenectomy during the initial learning curve vs laparotomy. World J Gastroenterol, 2015, 21（17）: 5311-5319.

[9] 徐建威, 展翰翔, 胡三元, 等. 腹腔镜胰头癌根治术的争议性问题及标准化流程. 腹腔镜外科杂志, 2018, 23（9）: 675-677.

[10] 王刚, 段鹏羽. 腹腔镜胰十二指肠切除术的应用现状. 腹腔镜外科杂志, 2017, 22（8）: 564-567.

[11] 张太平, 冯梦宇, 赵玉沛. 积极稳妥、循序渐进地开展腹腔镜胰十二指肠切除术. 浙江医学, 2017, 39（10）: 773-775, 785.

[12] KENDRICK M L, SCLABAS G M. Major venous resection during total laparoscopic pancreaticoduodenectomy. HPB（Oxford）, 2011, 13（7）: 454-458.

[13] CROOME K P, FARNELL M B, QUE F G, et al. Pancreaticoduodenectomy with major vascular resection: a comparison of laparoscopic versus open approaches. J Gastrointest Surg, 2015, 19（1）: 189-194, discussion 194.

笔记

病例 17
十二指肠腺癌 1 例

病历摘要

患者男性，58岁，主因"上腹不适1月余，伴呕吐一次"入院。

【现病史】 患者于1个月前出现上腹不适，间断性，伴呕吐一次，呕吐物为黄绿色胃内容物。进食后症状加重。曾于当地医院就诊，行腹部CT检查提示：十二指肠扩张，未给予特殊治疗，症状未见缓解。后于北京301医院就诊，行十二指肠镜提示：十指肠降段肿物；病理活检提示：高级别上皮内瘤变，部分腺癌。为求进一步治疗就诊于我院，病理会诊提示：中低分化腺癌。患者自患病以来睡眠可、精神差、食欲减少，无黑便，无呕血，无腹痛。大便通畅，小便呈黄色，体重减轻约5 kg。

【既往史】 否认结核、肝炎等传染病史。否认高血压、心脏病及糖尿病病史。否认药物、食物过敏史。否认手术、外伤史。

【体格检查】 腹部查体无阳性体征。

【实验室检查】肿瘤标志物：CEA、AFP、CA72-4、CA19-9、CA24-2 皆在正常范围内。

【影像学检查】

上腹部 MRI（图 17-1）：十二指肠降段及水平段肠壁明显增厚，局部形成肿物，最大截面约 2.9 cm × 1.9 cm，T1WI 等信号，T2WI/FS 稍高信号，DWI 高信号，增强扫描均匀强化，肿物上方十二指肠及胃扩张。十二指肠周围可见多发小淋巴结，大者短径约 0.6 cm。诊断考虑：十二指肠降段肿物，考虑恶性，十二指肠癌？肠周多发小淋巴结。

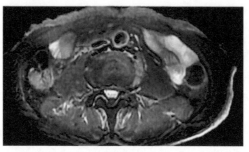

图 17-1 上腹部 MRI 提示：十二指肠降段及水平段肠壁明显增厚，局部形成肿物，最大截面约 2.9 cm×1.9 cm

上消化道造影（图 17-2）：①食管：钡流通畅，食管各部及贲门无狭窄，管壁光滑，黏膜未见破坏、充盈缺损及龛影。②胃：空腹胃泡大小正常，胃内无滞留液，黏膜规则，未见充盈缺损及龛影，胃壁柔软，胃腔扩张。③十二指肠降部与水平部交界处管腔狭窄，呈鸟嘴样，局部黏膜紊乱，患者运动后造影剂仍无法通过。诊断考虑：十二指肠降部与水平部交界处管腔狭窄，黏膜紊乱，造影剂无法通过，符合十二指肠癌，请结合镜检。

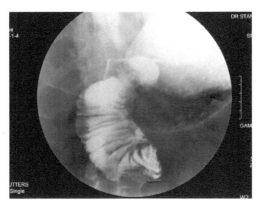

图 17-2 上消化道造影提示：十二指肠降部与水平部交界处管腔狭窄，呈鸟嘴样

胃镜（图 17-3）：距门齿约 30 cm 食管至交界线黏膜充血、水肿，呈放射状糜烂，食管胃交界线距门齿约为 40 cm。贲门、胃底及胃体未见明显异常，胃窦部黏膜充血、略粗糙，幽门充血、水肿。十二指肠降部（乳头下方 3 cm 处）可见一隆起性肿物，肿物基底宽、无活动性，表面粗糙、糜烂，质脆、触之易出血（同患者家属交代病情，患者家属不同意取活检），肿物处肠腔狭窄，内镜难以通过，狭窄以下情况不清。余所见十二指肠未见明显异常。

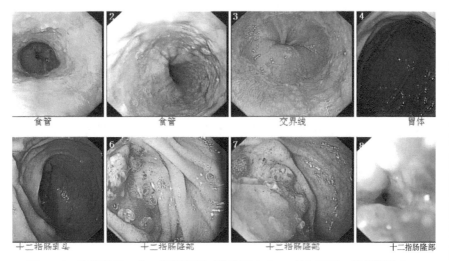

图 17-3 胃镜提示：十二指肠降部（乳头下方 3 cm 处）可见一隆起性肿物，肿物处肠腔狭窄

【治疗经过】

入院后完善相关检查，未见手术禁忌证。围手术期采用快速康复外科法，术前1日不禁食水，不备皮，不做肠道准备。术前不放置胃管。全身麻醉醉成功后，取仰卧位，常规消毒，铺巾。沿上腹正中做一切口，长约25 cm，切开皮肤、皮下组织、腹白线、腹膜外脂肪组织及腹膜进腹。

术中探查：腹腔探查未见明显粘连，无明显腹腔积液，肝脏未见结节，盆腔未见结节，分离网膜后可见肿瘤位于十二指肠降部近水平部，呈现局限隆起性病变，大小约5 cm×6 cm，病变周围可见明显肿大淋巴结，幽门下可见融合肿大淋巴结。

主要步骤：全身麻醉游离时以超声刀游离部分胃结肠韧带，依次用可吸收止血结扎夹夹闭胃网膜右动脉、胃右动脉及胃十二指肠动脉，用闭合器于胃体部切断胃。以超声刀游离胰腺颈部，于该处以闭合器离断胰腺。游离十二指肠时，可见肿瘤侵透十二指肠浆膜层，呈长条形改变。然后逆行切除胆囊，分离胆总管，于肝总管中段切断肝总管。清扫肝十二指肠韧带区淋巴脂肪组织。取出标本。

重建消化道：①采用四点黏膜缝合法行胰管空肠吻合；②于Treitz韧带15 cm处切断空肠，在距胰腺空肠吻合口约5～10 cm，采用间断缝合法联合浆肌层缝合法将胆管与空肠吻合；③用吻合器行胃空肠吻合，再行Braun侧侧吻合。术后清洗腹、盆腔，检查术野无活动性出血，检查各吻合口通畅、无张力、局部血运良好，以温盐水反复冲洗术区，清理创面，彻底止血，清点器械纱布无误后，于吻合口处创面置胶管引流管2根，自右侧腹壁戳孔引流并固定。逐层关腹。

　　术后第 1 天鼓励患者床上活动、第 3 天下床活动。患者第 5 天拔除胃管；第 6 天饮水；第 7 天进食清流质饮食；第 8 天复查胸、腹、盆腔 CT 及腹腔积液淀粉酶，除外胰瘘及胆瘘；于第 9 天始退腹腔引流管，并逐次拔除腹腔引流管；第 14 天出院。根据术后病理结果，定期随访。

　　术后病理：十二指肠浸润溃疡型中 – 低分化腺癌，部分为乳头状癌及微乳头状癌。肿瘤侵透浆膜腺组织，未侵犯胆总管、幽门。可见静脉侵犯、脉管瘤栓及神经侵犯。胃切缘、十二指肠切缘、胆管切缘及胰腺切缘均未见癌。淋巴结转移性癌（4/19）[胰腺周围淋巴结（4/7）]。pTNM：pT4N2。免疫组化结果显示：CD34，D2-40（显示脉管）。特殊染色结果显示：弹力纤维染色（显示静脉侵犯）。

病例分析

　　原发性十二指肠恶性肿瘤（primary duodenal malignant tumor，PDMT）是指除 Vater 壶腹、胆总管下段及胰头部的肿瘤以外原发于十二指肠各段的恶性肿瘤，是消化系统较少见的恶性肿瘤，约占所有胃肠道恶性肿瘤的 0.3% ～ 1%，由于其发病率低，常与小肠恶性肿瘤合并，占所有胃肠道肿瘤的 2%。常见于 50 岁以上老年人群体，男性发病率略高于女性，其组织学类型主要包括腺癌、胃肠道间质瘤、恶性淋巴瘤和神经内分泌肿瘤等分型。

　　PDMT 并无特征性临床症状及体征，其首发症状与其他消化道疾病的临床表现相似，因此，原发性十二指肠恶性肿瘤的早期

诊断较为困难，常常容易发生误诊，且误诊率较高。其临床症状可表现为：①消化道不典型症状，如上腹部隐痛、不适、厌食。②肠梗阻症状，如恶心、呕吐、腹胀，多见于肿瘤生长速度快的患者，阻塞肠腔造成梗阻。③消化道出血，表现为隐性出血或显性出血。④体重下降、贫血，多见于肿瘤晚期、病史长的患者。⑤腹部肿块少见。⑥黄疸，多见于乳头部的肿瘤，容易阻塞胰胆管开口出现黄疸。肿瘤因生长位置、生长方式不同，存在临床表现的差异性。

PDMT 的诊断主要依靠临床表现及纤维胃十二指肠镜、十二指肠低张造影、B 超、腹部增强 CT、MRI 及 PET-CT 等辅助手段，并结合生化检查。目前，在临床上胃镜或十二指肠镜是诊断 PDMT 最重要的手段，其确诊率高达 94%。其优点是可直接观察病变部位、大小、形态，并可取活检行病理学检查确诊，对指导手术有重要参考作用。但胃镜或十二指肠镜对于十二指肠 3、4 段的肿瘤易漏诊，此时结合十二指肠气钡双重对比造影可提高诊断率。近年来逆行胰胆管造影快速发展，其能直视十二指肠乳头并钳取病变组织行病理学检查，用于胆管癌的鉴别。对于十二指肠隆起性病变，当普通内镜难以确诊时，可行超声内镜检查，其可对肿瘤起源层次、淋巴结大小和周围邻近脏器进行实时扫描。

多层螺旋 CT 在十二指肠恶性肿瘤诊断和鉴别诊断中具有重要价值，其定位准确，能全面观察肿瘤的形态、密度、肿瘤强化特点、肠管及其周围结构的受侵范围，并能对有无腹膜后和腹腔淋巴结肿大、远处转移做出比较全面的评价，有助于肿瘤分期和术前评估，也是术后随访的重要检查手段。但肿瘤病灶较小、形态较规则时，与十二指肠腺瘤或息肉较难鉴别，需结合内镜、病

笔记

理等检查结果进行判定。与多层螺旋 CT 相比，MRI 可显示十二指肠各段走行和肠壁情况、肿瘤是否侵犯胆管及胰腺、是否合并淋巴结肿大或是否存在远处转移，有助于定性诊断。MRI 联合磁共振胰胆管造影还可显示肠腔内充盈缺损及肿瘤引发胰胆管扩张的形态和程度，从而提高十二指肠乳头部肿瘤的诊断率。PET-CT 是全身恶性肿瘤的一种筛查方法，可显示肠腔狭窄、肠壁增厚、占位病变及周围淋巴结肿大和远处转移，但因检查费用昂贵，临床应用较少。腹部 B 超检查对十二指肠癌的诊断率较低，特别是对于直径＜ 2 cm 的肿瘤，易受到胃肠道气体的影响，仅可发现晚期肿块大致范围、胆胰管扩张等征象，在病例筛选和晚期肝转移病例的诊断中有一定作用。

　　PDMT 的主要临床治疗方法为手术治疗，手术方式的选取主要根据患者肿瘤的大小、位置、肿瘤浸润程度、肿瘤切缘性质及其与周围脏器的血管关系。对于位于乳头周围区、乳头上区肿瘤及乳头下区侵犯胰腺的肿瘤主要采取胰十二指肠切除术，其能够完整地对肿瘤进行切除，并且能够对肿瘤周围的淋巴结进行彻底的清除。有研究指出，采取胰十二指肠切除术治疗的患者其 5 年生存率可达 40%。而对于位于十二指肠水平段、升段、降段与升段交界区域的肿瘤，主要采取十二指肠节段性切除术进行治疗。十二指肠节段性切除术的手术创伤小且较少发生术后并发症，但是由于其对淋巴结不能进行彻底的清除，因此进行该手术患者的术后长期生存率一般较低。

　　随着内镜技术的快速发展，对十二指肠黏膜内癌且无周围淋巴结转移的早期 PDMT 患者，内镜下黏膜切除术和内镜黏膜下剥离术可作为有效的治疗方式，能更多地保留原有的解剖结构，提

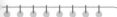

高患者的生存质量。由于十二指肠肠腔狭窄，肠壁薄弱，内镜治疗易发生穿孔、出血等并发症，故必须由具备高超内镜技术的医师进行充分评估和操作。分化程度低的腺癌进展较快，发现时多有转移，若内镜切除的病理标本提示黏膜下层累及、淋巴血管浸润或切缘阳性，则必须接受外科手术根治。

放疗和化疗常作为一种辅助治疗的方式，对于体积较大的肿瘤术前照射可使瘤体缩小，从而提高手术切除率。目前对于伴有远处转移的 PDMT 患者还没有标准化的治疗方案，化疗的效果仍有争议。PDMT 的靶向治疗目前还没有明确的证据支持，部分国内外学者认为靶向治疗联合化疗可改善消化道肿瘤患者的预后。近年来 MSI 被发现是肿瘤形成的重要因素，并且在 PDMT 中，MSI-H 较 MSS 和 MSI-L 更可能受益于免疫治疗。

专家点评

本病例术前十二指肠腺癌诊断明确，且伴十二指肠肠腔狭窄，具有明确手术指征，无明显手术禁忌证。由于肿瘤侵犯范围广，手术方式应选择胰十二指肠切除术来完全切除肿瘤并根治性清扫周围淋巴结。患者经根治性胰十二指肠切除术治疗后，恢复良好。术后根据病理结果，进行了规范的全身化疗。

病例提供者：包满都拉　陈应泰

点评专家：赵东兵

参考文献

[1] SOLEJ M, D'AMICO S, BRONDINO G, et al. Primary duodenal adenocarcinoma. Tumori, 2008, 94 (6): 779-786.

[2] BILIMORIA K Y, BENTREM D J, WAYNE J D, et al. Small bowel cancer in the United States: changes in epidemiology, treatment, and survival over the last 20 years. Ann Surg, 2009, 249 (1): 63-71.

[3] COUPLAND V H, KOCHER H M, BERRY D P, et al. Incidence and survival for hepatic, pancreatic and biliary cancers in England between 1998 and 2007. Cancer Epidemiol, 2012, 36 (4): e207-e214.

[4] TERADA T. Pathologic observations of the duodenum in 615 consecutive duodenal specimens in a single Japanese hospital: Ⅱ. malignant lesions. Int J Clin Exp Pathol, 2012, 5 (1): 52-57.

[5] BOHNEC S, BUDIMIR I, HRABAR D, et al. Abdominal ultrasound - the leading method in duodenal gist diagnostics. Acta Clin Croat, 2017, 56 (1): 183-187.

[6] KHASHAB M A, VALESHABAD A K, LEUNG W, et al. Multicenter experience with performance of ERCP in patients with an indwelling duodenal stent. Endoscopy, 2014, 46 (3): 252-255.

[7] 唐志洋, 王亚非, 谌业荣, 等. CT 在原发性十二指肠恶性肿瘤诊断中的价值. 放射学实践, 2012, 27 (8): 880-884.

[8] 余水莲, 马隆佰, 刘颖. MRI 在原发性十二指肠恶性肿瘤诊断中的应用价值. 实用放射学杂志, 2015, 31 (2): 251-254.

[9] 乔清, 张云泉, 李锦青, 等. MRI 结合 MRCP 对十二指肠乳头部肿瘤的诊断价值. 临床军医杂志, 2012, 40 (6): 1536-1537.

[10] 张春珠, 张兰, 张翔. 胆总管壶腹区恶性肿瘤性病变的 CT 鉴别诊断. 中国慢性病预防与控制, 2015, 23 (7): 553-555.

[11] 张睿, 宋彬, 金殷植, 等. 原发性十二指肠肿瘤的临床研究进展. 中国实验诊断学, 2017, 21 (4): 724-727.

[12] 王宏伟, 王崑, 包全, 等. 胰十二指肠切除胰胃吻合术后胰瘘术前风险因素分析.

中华普通外科杂志，2015，30（2）：111-114.

[13] LAFOREST A，APARICIO T，ZAANAN A，et al. ERBB2 gene as a potential therapeutic target in small bowel adenocarcinoma. Eur J Cancer，2014，50（10）：1740-1746.

[14] WU C L，CHAO Y J，YANG T M，et al. Dual role of CD44 isoforms in ampullary adenocarcinoma：CD44s predicts poor prognosis in early cancer and CD44 v is an indicator for recurrence in advanced cancer. BMC Cancer，2015，15：903.

[15] SCHROCK A B，DEVOE C E，MCWILLIAMS R，et al. Genomic profiling of small-bowel adenocarcinoma. JAMA Oncol，2017，3（11）：1546-1553.

病例 18
外院十二指肠癌局部切除术后
复发行胰十二指肠切除术 1 例

病历摘要

患者女性，36 岁，主因"十二指肠癌行局部切除术后 6 年，上腹部不适 1 月，皮肤巩膜黄染 20 天"入院。

【现病史】患者于 6 年前体检行胃镜检查发现十二指肠肿物，病理示腺癌，于当地某医院行十二指肠癌局部切除术，术后行辅助化疗（具体化疗方案不详），定期复查。1 个月前无诱因出现上腹部不适、食欲减退、无恶心呕吐等，未予以诊治，20 天前出现大便颜色变浅，呈白陶土样，小便颜色加深，伴有腹胀，皮肤黏膜黄染，无腹痛，在外院行腹部 CT 检查发现胰头占位、低位胆道梗阻、肝内外胆管扩张。患者患病以来饮食睡眠尚可，大小便通畅，无发热，体重下降约 5 kg。

【既往史】6年前曾诊断为十二指肠癌，在当地某医院行十二指肠癌局部切除。否认结核、肝炎等传染病史。否认高血压、心脏病及糖尿病病史。否认药物、食物过敏史。否认外伤史。预防接种史不详。

【体格检查】全身皮肤黏膜及巩膜黄染，浅表淋巴结未触及，腹部平坦、无包块，上腹部可见手术瘢痕，腹式呼吸存在，无胃肠型及蠕动波，无分泌物，无腹壁静脉曲张，右上腹轻压痛，无反跳痛、无肌紧张，Murphy征（-），无液波震颤，无振水音。肠鸣音正常，肠鸣音3～5次/分。

【实验室检查】肿瘤标志物：CA19-9 252.1 U/mL，CEA、AFP、CA72-4、CA24-2皆在正常范围内。

【影像学检查】

腹部增强CT：十二指肠癌局部切除术后、化疗后复查；十二指肠壁环周性增厚，最厚处约1.1 cm，可见强化，局部管腔狭窄，伴其近端胆总管及肝内胆管明显扩张，胆囊增大、胰管扩张，考虑十二指肠癌复发伴低位胆道梗阻。十二指肠病灶周围见多发小淋巴结，大者短径约0.4 cm，需警惕转移。腹腔、腹膜后、盆腔及双侧腹股沟未见肿大淋巴结。

胃镜（图18-1）：食管未见明显异常，食管胃交界线距门齿约为40 cm。贲门、胃底及胃体未见明显异常，胃窦部黏膜充血、水肿，局部可见散在糜烂灶，幽门充血、水肿。十二指肠球部未见明显异常。十二指肠降部局部呈瘢痕样改变，累及肠腔1/3周，瘢痕局部可见乳头样结构，瘢痕中央凹陷、表面黏膜粗糙、糜烂、出血，瘢痕处肠壁僵硬、蠕动欠佳。余所见十二指肠降部未见明显异常。内镜诊断：十二指肠癌外院局部切除术后、化疗后

6年，十二指肠降部局部黏膜呈瘢痕样改变，表面黏膜粗糙、糜烂、出血且肠壁僵硬，考虑复发，建议进一步检查。

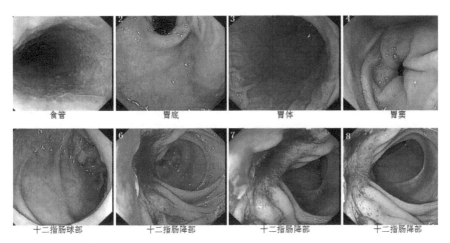

食管　　　　　　胃底　　　　　　胃体　　　　　　胃窦

十二指肠球部　　十二指肠降部　　十二指肠降部　　十二指肠降部

图18-1　胃镜提示：十二指肠降部局部呈瘢痕样改变，累及肠腔1/3周

【治疗经过】

入院后完善相关检查，未见手术禁忌证。围手术期采用快速康复外科法，术前1日不禁食水，不备皮，不做肠道准备。术前不放置胃管。患者行气管插管，全身麻醉，取仰卧位。常规消毒、铺巾，取上腹正中切口长约20 cm，切开皮肤、皮下组织，经腹白线进腹顺利。

术中探查：常规进行腹腔探查，肝、胆、脾未见转移，腹、盆腔未见种植结节。肿瘤位于十二指肠乳头，直径约1.5 cm，胰头部背侧及主动脉和下腔静脉腹侧的间隙未受侵。肿瘤位于十二指肠乳头，直径约2.5 cm。切开十二指肠外侧的后腹膜，将十二指肠及胰头部向内翻转，见肿瘤位于十二指肠乳头，直径约2.5 cm，胰头部背侧及主动脉和下腔静脉腹侧的间隙未受侵。切开胃结肠韧带，在胰颈部下缘切开后腹膜，解剖、显露肠系膜上静脉，用长弯钳小心游离胰腺与肠系膜上静脉之间隙，未受侵，

167

胰尾部质地较硬。将胆总管和胃小弯中点之间的胃十二指肠韧带切开，显露肝总动脉，结扎、切断胃右动脉，解剖胰腺上缘的背侧，沿门静脉腹侧向下分离，胰后间隙存在。至此判断肿瘤可切除。

主要步骤：①切断胃：胃角水平用直线切割器切断胃，远端随病变一并切除，近端备吻合。②切除胆囊：由胆囊底部向颈部分离胆囊，结扎胆囊管和胆囊动脉，切除胆囊。③切断胆总管：结扎切断胃十二指肠动脉及幽门上区的各小血管分支并清除肝十二指肠韧带内及幽门上淋巴结，显露胆总管。在十二指肠上缘切断胆总管，远端结扎，近端用止血钳钳夹，备吻合用。清除肝总动脉、胃左动脉及腹腔动脉周围淋巴结。胰腺下缘经肠系膜上静脉与胰后用长弯钳钝性分离其间隙，从胰腺上缘穿出，穿过一根牵引线，沿牵引线切断胰体、出血点予以缝扎。切缘距肿瘤约1.5 cm，主胰管插入胰管支架管，备吻合。④切断空肠：在十二指肠悬韧带远端10 cm处切断空肠，近端结扎，向上推过横结肠系膜裂孔，备切除，远端备吻合。⑤分离胰头钩突：将切断的胰腺头端外翻，仔细将其右后壁与门静脉和肠系膜上静脉相联系的小血管一一结扎、切断，将钩突显露。用左手示指放在胰头和下腔静脉之间，拇指在前，分离结缔组织。分离出钩突后将需要切除的脏器整块切除，仔细止血。

重建消化道：①胰空肠吻合：将空肠远端经横结肠系膜切口向上提出，在距空肠断端1 cm处，行空肠-胰腺端侧吻合。②胆总管空肠吻合：切除胆囊，距空肠断端10 cm，行空肠-胆总管端侧吻合。③胃空肠吻合：在距胆总管吻合口以远约20 cm处，用吻合器行结肠后胃空肠吻合，再行Braun侧侧吻合，将结肠系膜裂孔闭合。将空肠营养管放入远段空肠，胃管放入近段空肠减压。于胰空肠吻合口上下侧放置 2 根引流管并自左侧腹部引出，右侧胆总管吻合下方，盆腔放置 2 根引流管，自腹壁另戳口引出。冲洗腹腔，仔细止血，逐层缝合腹壁。

术后第 1 天鼓励患者床上活动、第 3 天下床活动。患者第 5 天拔除胃管；第 6 天饮水；第 7 天进食清流质饮食；第 8 天复查胸、腹、盆 CT 及腹腔积液淀粉酶，除外胰瘘及胆瘘；于第 9 天始退腹腔引流管，并逐次拔除腹腔引流管；第 14 天出院。根据术后病理结果，定期随访。

术后病理：（胰十二指肠切除标本）中分化腺癌，可见脉管瘤栓，未见明确神经侵犯。肿瘤累及胰腺及其周围纤维脂肪组织，累及胆管壁、十二指肠肠壁及十二指肠乳头。淋巴结未见转移癌（0/26）。免疫组化结果：BRAF-V60OE（−），C-MET（＋），HER2（＋），MLH1（−），MSH2（＋），MSH6（＋），PMS2（−）。

🗒 病例分析

胰十二指肠切除术（pancreatoduodenectomy，PD）是胰头、胆总管下段、十二指肠壶腹恶性疾病的主要治疗手段。胰十二指肠切除术手术范围广，吻合多，手术时间长，伴随而来的术后并发症发生率高达 30% ～ 65%，死亡率达 0 ～ 5%。标准手术切除范围包括胰头、十二指肠、胃窦、空肠上段、胆总管、胆囊；涉及的吻合有胰肠吻合、胆肠吻合、胃肠吻合。1898 年，Codivilla 首次描述了 1 例胰十二指肠切除术，切除胰头癌患者的胰头、十二指肠、胃幽门，封闭胰腺断端并完成胆肠、胃肠吻合。1899 年，Halsted 完成了 1 例经十二指肠的壶腹癌切除术，切除了包括十二

笔记

指肠壁的部分胰头组织。此后，多数外科医师选择将经十二指肠的壶腹切除术作为壶腹周围癌的首选术式。1912 年，Kausch 分两期为壶腹癌患者完成了胰十二指肠切除术。在此后的很长一段时间，胰十二指肠切除术中的胰肠吻合未被多数外科医师采纳。直到 1935 年，Whipple 等对胰十二指肠这一术式予以改进，切除了胰头、十二指肠降部和水平部。1946 年，Whipple 再次完成一期胰十二指肠切除术后，此术式逐渐流行，并被命名为 Whipple 术。1978 年，Traverso 和 Longmire 进一步改进了胰十二指肠切除术，报告了保留幽门的胰十二指肠切除术（pylous-preserving pancreatoduodenectomy，PPPD）。自此，PD 和 PPPD 作为胰头和壶腹周围恶性病变的标准术式延续至今。纵观 PD 的历史，自首次提出以来，关于手术范围，有一个逐步扩大的过程，直至当前的标准术式。

胰十二指肠切除术能完整切除肿瘤，彻底清扫胰腺和肝十二指肠韧带周围淋巴结，远期疗效较好，适用于十二指肠各段恶性肿瘤。对于未侵及胃窦、幽门或第 5、6 组淋巴结的十二指肠肿瘤可行 PPPD，手术创伤较小，疗效与 PD 术相似，还有学者认为该术式也适用于十二指肠第 2、3 段癌。目前腹腔镜胰十二指肠切除术是公认的难度最大、操作最复杂的腹腔镜手术，与开腹手术相比具有创伤小、解剖更清晰、出血少、恢复快等优点。但因该术式对术者手术经验及器械要求较高，目前临床中尚未广泛普及。

节段性十二指肠切除术手术切除范围小，淋巴结清扫不彻底，为非根治性手术，主要适用于病变范围小、界限清楚、浆膜未受侵的早期小病灶，或高龄、全身状况差、不能耐受根治性手术的患者，特别适用于十二指肠第 3、4 段肿瘤患者。越来越多的研究者提出，应通过严谨的术前 TNM 分期评估，对适宜的患者行局部切除术。有研究证实 T1 期十二指肠乳头癌局部切除的疗效等同或优于胰十二指肠切除术，T2N0M0 以下者均适宜局部切除术，但仍需未来大样本量和多中心研究进一步验证。为了探究局部肿瘤切除术与 PD 术的疗效差异和对患者生存的影响，研究人员进行了大量临床研究。Zhou 等的研究结果显示相比局部肿瘤切除术，PD 术具有更长住院时间、更高术后发病率和更多的术中失血量及输血量。Zhang 等比较了两组术式的 3 年无进展生存时间（progression-free survival，PFS），结果显示 PD 组 3 年 PFS 明显低于局部肿瘤切除术组。但 Lee 等的研究结果表明两组术式在 5 年 PFS 中效果相似，差异无明显统计学意义。Colombo 等表示两种手术方式对患者术后 OS 和 PFS 均无明显相关性。

专家点评

本患者曾于当地医院行十二指肠癌局部切除术，本次手术系肿瘤复发后再行胰十二指肠切除术，手术操作难度较大，术者经验丰富，术后患者恢复良好。十二指肠癌行局部切除应当严格把握适应证，尽可能降低患者复发率，提高远期生存率。

病例提供者：包满都拉　陈应泰

点评专家：赵东兵

参考文献

[1] TANI M, TERASAWA H, KAWAI M, et al. Improvement of delayed gastric emptying in pylorus-preserving pancreaticoduodenectomy: results of a prospective, randomized, controlled trial. Ann Surg, 2006, 243（3）: 316-320.

[2] WHIPPLE A O. A historical sketch of the pancreas// HOWARD J M, JORDAN G L Jr. Surgical disease of the pancreas. A historical sketch of the pancreas. Philadelphia: JB Lippincott, 1960: 1-8.

[3] HALSTED W S. Contributions to the surgery of the bile passages, especially of the common bile-duct. Boston Med Surg J, 1899, 141（26）: 645-654.

[4] Kausch W. Das karzinom der papilla duodeni und seine radikale entfernung. Bectr Klin Chir, 1912, 78: 439-486.

[5] WHIPPLE A O, PARSONS W B, MULLINS C R. Treatment of carcinoma of the Ampulla of vater. Ann Surg, 1935, 102（4）: 763-779.

[6] WHIPPLE A O. Observations on radical surgery for lesions of the pancreas. Surg Gynecol Obstet, 1946, 82: 623-631.

[7] TRAVERSO L W, LONGMIRE W P Jr. Preservation of the pylorus in pancreatico-duodenectomy. Surg Gynecol Obstet, 1978, 146（6）: 959-962.

[8] SEILER C A, WAGNER M, SADOWSKI C, et al. Randomized prospective trial of pylorus-preserving vs. Classic duodenopancreatectomy（Whipple procedure）: initial clinical results. J Gastrointest Surg, 2000, 4（5）: 443-452.

[9] 张健, 韩广森, 王修身. 改良十二指肠肿瘤局部切除的临床研究. 中国肿瘤, 2013, 22（1）: 71-72.

[10] ZHOU Y M, WANG X F, SI X Y, et al. Surgery for duodenal gastrointestinal stromal tumor: a systematic review and meta-analysis of pancreaticoduodenectomy versus local resection. Asian J Surg, 2020, 43（1）: 1-8.

[11] ZHANG Q, SHOU C H, YU J R, et al. Prognostic characteristics of duodenal gastrointestinal stromal tumours. Br J Surg, 2015, 102（8）: 959-964.

[12] LEE S Y, GOH B K P, SADOT E, et al. Surgical strategy and outcomes in duodenal gastrointestinal stromal tumor. Ann Surg Oncol, 2017, 24（1）: 202-210.

[13] COLOMBO C, RONELLENFITSCH U, YUXIN Z, et al. Clinical, pathological and surgical characteristics of duodenal gastrointestinal stromal tumor and their influence on survival: a multi-center study. Ann Surg Oncol, 2012, 19（11）: 3361-3367.

病例 19
十二指肠间质瘤新辅助治疗后
行胰十二指肠切除术 1 例

病历摘要

患者女性，40岁。主因"查体发现十二指肠占位9个月"入院。

【现病史】 患者9个月前查体发现十二指肠占位性病变，无腹痛、腹胀、恶心、呕吐、便血等不适主诉。

【既往史】 否认结核、肝炎等传染病史。否认心脏病及糖尿病病史。否认药物、食物过敏史。否认手术、外伤史。预防接种史不详。

【个人史】 否认放射线接触及化学药物接触史。无吸烟饮酒史。

【家族史】 否认恶性肿瘤家族史，无其他遗传性疾病家族史。

【体格检查】 查体腹部无阳性体征。

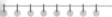
【影像学检查】

超声内镜：十二指肠球部至降部局限性隆起处肠壁占位，考虑为间质瘤，起源于肠壁固有肌层；肿瘤周边及内部可见较丰富血流，与胰头分界欠清楚，胰管稍扩张，约 2.7 mm。患者及家属拒绝细针穿刺活检。

治疗前十二指肠镜（图 19-1）：十二指肠球部至降部有一大小为 5.0 cm×3.5 cm 的局限性隆起，伴局部破溃、形成溃疡，考虑为间质瘤。活检病理：肠黏膜组织慢性炎，伴少量嗜酸性粒细胞浸润。治疗后胃镜及十二指肠镜（图 19-2）：肿物破溃、形成溃疡。

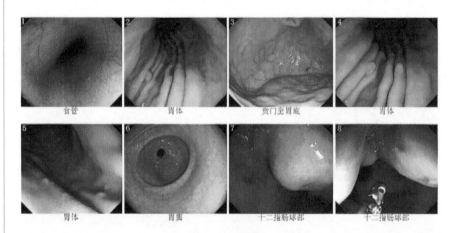

图 19-1　治疗前胃镜示十二指肠球部至降部有一大小为 5.0 cm×3.5 cm 的局限性隆起伴局部破溃、形成溃疡，考虑为间质瘤

笔记

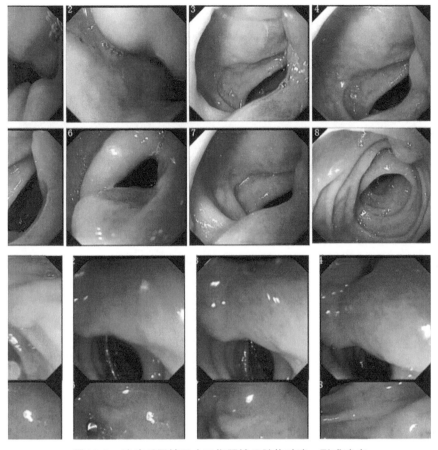

图 19-2 治疗后胃镜及十二指肠镜见肿物破溃、形成溃疡

腹部增强 CT（图 19-3A）：十二指肠水平段前壁团块状软组织影，边界尚清，大小约为 7.4 cm×4.8 cm，其内片状低密度影，低密度影内上方尚可见小气泡影，实质部分见明显不均匀强化，符合间质瘤。口服伊马替尼治疗，期间复查 CT 见图 19-3B、图 19-3C。口服伊马替尼治疗 8 个月后复查 CT（图 19-3D）：十二指肠水平段前壁肿物较前略缩小，边界尚清，现约 4.2 cm×3.2 cm，其内低密度液性区范围较前缩小，内部积气较前减少，实质部分仍明显不均匀强化，局部与胰腺关系密切。

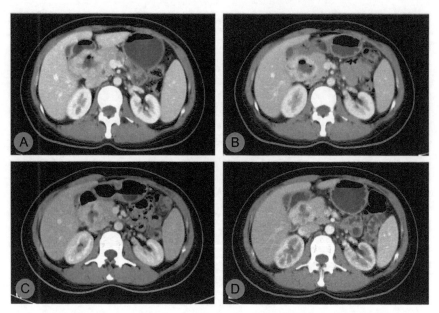

A：初诊十二指肠团状软组织影，大小约 7.4 cm×4.8 cm；B：口服伊马替尼 1 个月后，肿物较前缩小，大小约 4.2 cm×4.7 cm；C：口服伊马替尼 3 个月后，肿物较前略缩小，大小约 4.3 cm×3.8 cm；D：口服伊马替尼 8 个月后，肿物较前略缩小，大小约 4.2 cm×3.2 cm。

图 19-3　cT 示十二指肠肿物大小变化

【治疗经过】

入院后为明确肿物性质、肿物与十二指肠乳头及胰腺关系，行十二指肠镜检查并取活检。活检病理：十二指肠黏膜组织慢性炎，未见明确肿瘤证据。考虑到十二指肠肿物与胰头关系密切，行十二指肠局部切除概率极小，与家属沟通后，家属积极要求行胰十二指肠切除术。患者行气管插管，全身麻醉。取平卧分腿位。取脐下、左右两侧上腹部及中腹部切口置入 Trocar，建立气腹（压力 12～15 mmHg）。

术中探查；常规进行腹腔探查，肝胆脾未见转移，腹、盆腔未见种植结节。肿瘤位于十二指肠球部至降部，大小约 4 cm×3 cm，质硬，与胰头关系密切，无法分离，决定行胰十二指肠切除术。

主要步骤：①游离肿瘤：切开十二指肠外侧的后腹膜，将十二指肠及胰头部向内翻转。切开胃结肠韧带，在胰颈部下缘切开后腹膜，解剖、显露肠系膜上静脉，用长弯钳小心游离胰腺及肠系膜上静脉之间隙，肠系膜上静脉未受侵。将胆总管和胃小弯中点之间的胃十二指肠韧带切开，显露肝总动脉，结扎、切断胃右动脉，解剖胰腺上缘的背侧，沿门静脉腹侧向下游离，胰后间隙存在。②离断肿瘤：胃角水平用直线切割器切断胃，远端随病变一并切除，近端备吻合。由胆囊底部向颈部分离胆囊，结扎胆管及胆囊动脉，切除胆囊。在十二指肠悬韧带远端 10 cm 处切断空肠，近端结扎，向上推过横结肠系膜裂孔，准备切除，远端备吻合。结扎切断胃十二指肠动脉及幽门上区的各小血管分支，用超声刀清扫肝十二指肠韧带内及幽门上淋巴结，显露胆总管。十二指肠上缘切断胆总管，远端结扎，近端用止血钳钳夹，备吻合。清除肝总动脉、胃左动脉及腹腔动脉周围淋巴结。胰腺下缘经肠系膜上静脉与胰后用长弯钳钝性分离其间隙，从胰腺上缘穿出，穿过一根牵引线，距肿瘤 2 cm 沿牵引线切断胰体，缝扎出血点。将切断的胰腺头端外翻，仔细将其右后壁与门静脉和肠系膜上静脉相联系的小血管一一结扎、切断，将钩突显露。用左手示指放在胰头和下腔静脉之间，拇指在前，分离结缔组织。分离出钩突后将需要切除的脏器整块切除。

　　重建消化道：①空肠胰腺吻合：将空肠远端经横结肠系膜切口向上提出，在距空肠断端 3 cm 处，行空肠胰腺端侧吻合（采用四点黏膜缝合法吻合胰管空肠，空肠浆肌层水平褥式间断缝合）。②空肠胆总管吻合：切断胆囊，距空肠断端 10 cm，行空肠胆总管端侧吻合（用 4-0 血管线于后壁做连续缝合，薇乔线于前壁做间断单层缝合）。③胃空肠吻合：在距胆总管吻合口以远约 20 cm 处，用直线吻合器做结肠前胃空肠侧侧吻合，再做 Braun 侧侧吻合，将结肠系膜裂孔闭合。将营养管放入远端空肠，胃管放入近端空肠减压。于胰肠吻合口上下分别放置引流管 1 根并从左右侧腹壁分别引出体外并固定。

患者术后第 4 天腹腔积液淀粉酶 4205 U/L，考虑存在胰瘘。术后第 6 天突发腹痛伴发热 39 ℃，腹腔引流液呈深墨绿色，WBC 16.20×10^9/L、Neut% 88.0%、AST 447.6 U/L、ALT 415.5 U/L、TBIL 34.6 μmol/L，腹部 CT 未见明显异常，考虑存在胆瘘。术后第 14 天体温及血常规趋于正常。术后第 17 天腹部 CT 提示左上腹局部包裹性积液，范围 9 cm×6 cm，压迫脾脏。术后第 20 天局部麻醉下穿刺引流，引流液的淀粉酶含量为 29 U/L，考虑包裹性积液为腹腔积液。术后第 25 天双侧未见引流液，拔除左侧引流管。术后第 29 天拔除右侧引流管。术后第 33 天，患者出院。术后 2 个月恢复口服伊马替尼。

术后病理：（大体标本）胰十二指肠切除标本，胃小弯长 9 cm，胃大弯长 11 cm，幽门环结构清晰，十二指肠 24 cm，十二指肠切缘宽 3 cm。胰腺大小 5 cm×3 cm×2 cm。距幽门环 2.5 cm，于十二指肠球部至降部可见黏膜隆起区，表面黏膜破溃、溃疡形成，切面黏膜下见一肿物，大小 3.5 cm×3 cm×3 cm，灰粉、实性、质韧，界尚清，肉眼可见累及十二指肠肌层，部分紧邻胰腺。（镜下诊断）梭形细胞肿瘤，结合免疫组化结果符合胃肠道间质瘤。最大径 3.5 cm，核分裂 ≤5 个 /50 HPF，未见明确坏死，危险度分级：低危。肿瘤累及十二指肠壁黏膜肌层至浆膜下，局灶黏膜溃疡形成，局灶紧邻胰腺，未累及幽门、胃及胆总管。未见明确神经侵犯及脉管瘤栓。肿瘤细胞轻度退变，局灶可见泡沫样组织细胞聚集，伴间质纤维化，结合病史符合轻度治疗反应。胃切缘、胆总管切缘、胰腺切缘及十二指肠切缘未见肿瘤。淋巴结未见转移肿瘤（0/22）。免疫组化：CD117（+++），DOG1（+++），SDHB（+++），AE1/AE3（−），CD34（−），Desmin（显示肌层），Ki67（+10%），S-100（−），SMA（−）。ypTNM 分期：ypT2N0M0。

病例分析

1. 十二指肠胃肠间质瘤流行病学

胃肠间质瘤（gastrointestinal stromal tumor，GIST）是起源于胃肠道的最常见的间叶源性肿瘤。虽然 GIST 可以在消化道任何部位发现，但还是多发生于胃（60%～70%）和小肠（25%～35%），其次为结直肠，偶尔发生于食管及胃肠道外的网膜、系膜及腹膜后。十二指肠处于胃肠道、肝胆胰系统的交汇处，解剖和生理位置具有特殊性和复杂性，发生于十二指肠的 GIST 相对较少，文献报道仅占全部 GIST 的 3%～5%，但占所有小肠原发肿瘤的 30%。

原发性十二指肠 GIST 可发生在十二指肠的任何部位，最常见于十二指肠的降部，发病比例占 59%～63%；其次为水平部、升部和球部。十二指肠 GIST 起源于十二指肠肌层，可向肠壁外呈膨胀性生长，累及周围邻近脏器，普通内镜有时难以诊断，需要联合超声内镜检查；肿瘤也可向内累及黏膜形成溃疡，故临床上更容易出现上消化道出血。十二指肠 GIST 的临床表现无特异

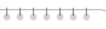

性，很大程度上取决于肿瘤大小、位置、生长方式及有无黏膜溃疡。对于无黏膜溃疡的小肿瘤（肿瘤大小＜ 2 cm）或侵破浆膜向肠腔外播散的肿瘤，很少产生临床症状，常常在检查时被意外发现。对于有症状的肿瘤，最常见的症状包括消化道出血（黑便、呕血和贫血）、腹部不适。与其他部位的 GIST 相比，十二指肠 GIST 发生消化道出血的比例约为 75%，胃 GIST 约为 54%，小肠 GIST 约为 28%。十二指肠 GIST 虽主要发生在十二指肠降部，但很少发生梗阻性黄疸和胆管炎。另外，还有可触及的肿块、背痛和小肠梗阻等少见的临床表现。

2. 十二指肠 GIST 手术治疗选择

尽管十二指肠解剖结构特殊，原发性十二指肠 GIST 的治疗方法仍首选手术治疗。手术包括肿瘤切除和重要器官结构的重建，可分为胰十二指肠切除术（pancreaticoduodenectomy，PD）和局部切除（local resection，LR），后者包括十二指肠楔形切除术、远端胃部分切除术、保留胰头的十二指肠切除术及节段性十二指肠切除术等。

近年来，多项研究表明十二指肠 GIST 患者在保证切缘、无肿瘤破裂的情况下，其预后与肿瘤的病理学指标相关，扩大手术范围并不能改善患者预后。既往传统观念认为，PD 是胰腺及十二指肠部位恶性肿瘤的标准手术方法，尽管医学技术和术后医疗护理水平在提高，但是 PD 的术后相关并发症发生率及手术相关病死率依然较高。而原发性十二指肠 GIST 的生物学行为与十二指肠癌并不相同，这其中包括：①十二指肠 GIST 起源于黏膜下肌层，以外生性非浸润性生长为主，这导致肿瘤与周围脏器边界清楚，即使系膜侧起源，仍然可能与胰腺头部、钩突、肠系膜上静脉（门静脉）有明确的解剖间隙；②十二指肠 GIST 极少有淋巴结转移，无须进行区域淋巴结廓清；③十二指肠 GIST 极少发生神经脉管侵犯，无须进行后腹膜组织廓清；④十二指肠 GIST 极少发生胆总管侵犯，术前无黄疸，无须切除远端胆管。因此，十二指肠 GIST 手术方式选择应该有别于消化道上皮来源的癌，包括不推荐行常规的淋巴结清扫术及保证 1 ~ 2 cm 的切缘即可。

原发性十二指肠 GIST 能否进行 LR 仅取决于肿瘤在十二指肠乳头方向的切缘与十二指肠乳头（包括胆总管和胰管）之间的距离。如果这个距离过近，在 2 cm 甚至 1 cm 以内，肿瘤局部切除或重建可能导致胆总管和（或）胰管的损伤，因此可能无法行 LR。

3. 十二指肠 GIST 新辅助治疗

通过术前使用伊马替尼，可以使超过 50% ~ 60% 的患者缩小肿瘤体积、降低临床分期和减少肿瘤血供，肿瘤质地由脆变韧，从而缩小手术范围，避免不必要的联合脏器切除，以降低术中肿瘤破裂的可能和手术风险，减少医源性播散的概率，增加根治性切除机会。尽管十二指肠 GIST 只占 GIST 的 3% ~ 5%，但是在接受术前治疗的 GIST 患者中，十二指肠 GIST 占 10%。Colombo 等报道的 11 例接受了术前伊马替尼治疗的十二指肠 GIST 患者中，有 9 例出现了 RECIST 标准的部分缓解（partial response，PR），2 例为疾病稳定（stable disease，SD）。Lv 等报道了 10 例经多学科讨论预计行 PD 的十二指肠 GIST 患者，通过平均 5（2 ~ 18）个月的伊马替尼术前治疗，肿瘤大小从平均 9.2 cm 下降至 5.9cm，PR 率达到 80%，最终 9 例患者实施了 LR，术后随访 36 个月并继续接受伊马替尼辅助治疗；只有 1 例

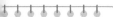
患者出现了远处多发性转移，而无局部复发。所以综合来看，靶向药物为十二指肠 GIST 患者创造了 LR 的机会，并保证了术后的远期疗效。

本例患者因初诊时肿瘤过大，且患者行 LR 手术意愿强烈，因此术前口服伊马替尼 9 个月行新辅助治疗，前期 5 个月病变反应较好，缩小明显，但随后效果逐渐减弱，再次观察服药 2 个月后肿瘤无明显变化。遂考虑进行手术治疗。手术前虽进行了胃镜、十二指肠镜及超声内镜检查充分评估了病变位置，距离十二指肠乳头仍有 2 cm 左右距离，但超声内镜显示病变与胰头边界欠清晰，LR 手术可能性较小。手术中探查可见肿物位于十二指肠降部环周生长并侵犯胰头无法分离，遂行 PD 手术。

🗒 专家点评

GIST 较少发生于十二指肠，且由于十二指肠解剖位置的特殊性，手术治疗方式仍存在争议。靶向治疗给 GIST 患者带来治疗的曙光，恰当的新辅助治疗可能会提高十二指肠 GIST 局部切除的可能性。但十二指肠 GIST 局部切除应当严格把握适应证，术前需通过影像学和内镜检查充分评估，术中仔细探查病灶部位、大小、与周围重要组织和器官关系等，综合判断，合理制定手术方案。如不适合进行局部切除，胰十二指肠切除仍然是十二指肠 GIST 的标准术式。

病例提供者：王童博　赵东兵

点评专家：陈应泰

参考文献

[1]　MIETTINEN M，LASOTA J.Gastrointestinal stromal tumors—definition，clinical，histological，immunohistochemical，and molecular genetic features and differential diagnosis. Virchows Arch，2001，438（1）：1-12.

[2]　KITAMURA Y.Gastrointestinal stromal tumors：past，present，and future. J Gastroenterol，2008，43（7）：499-508.

[3]　JOHNSTON F M，KNEUERTZ P J，CAMERON J L，et al.Presentation and management of gastrointestinal stromal tumors of the duodenum：a multi-institutional analysis. Ann Surg Oncol，2012，19（11）：3351-3360.

[4]　MIETTINEN M，KOPCZYNSKI J，MAKHLOUF H R，et al.Gastrointestinal stromal tumors，intramural leiomyontas and leiomyosarcomas in the duodenum：a clinicopathologic，immunohistochemical and molecular genetic study of 167 cases. Am J Surg Pathol，2003，27（5）：625-641.

[5]　POPIVANOV G，TABAKOV M，MANTESE G，et al. Surgical treatment of gastrointestinal stromal tumors of the duodenum：a literature review. Transl Gastroenterol Hepatol，2018，3：71.

[6]　LEE S Y，GOH B，SADOT E，et al.Surgical strategy and outcomes in duodenal gastrointestinal stromal tumor. Ann Surg Oncol，2017，24（1）：202-210.

[7]　HECKER A，HECKER B，BASSALY B，et al. Dramatic regression and bleeding of a duodenal GIST during preoperative imatinib therapy：case report and review. World J Surg Oncol，2010，8：47.

[8]　IORIO N，SAWAYA R A，FRIEDENBERG F K.Review article：the biology，diagnosis and management of gastrointestinal stromal tumours. Aliment Pharmacol Ther，2014，39（12）：1376-1386.

[9]　MARANO L，TORELLI F，SCHETTINO M，et al.Combined laparoscopic-endoscopic "Rendez-vous" procedure for minimally invasive resection of gastrointestinal stromal tumors of the stomach. Am Surg，2011，77（8）：1100-1102.

[10] MIKI Y, KUROKAWA Y, HIRAO M, et al.Survival analysis of patients with duodenal gastrointestinal stromal tumors. J Clin Gastroenterol, 2009, 44（2）: 97-101.

[11] GOH B K P, CHOW P K H, KESAVAN S, et al.Outcome after surgical treatment of suspected gastrointestinal stromal tumors involving the duodenum: is limited resection appropriate? J Surg Oncol, 2008, 97（5）: 388-391.

[12] GERVAZ P, HUBER O, MOREL P.Surgical management of gastrointestinal stromal tumours. Br J Surg, 2009, 96（6）: 567-578.

[13] RUTKOWSKI P, GRONCHI A, HOHENBERGER P, et al. Neoadjuvant imatinib in locally advanced gastrointestinal stromal tumors（GIST）: the EORTC STBSG experience. Ann Surg Oncol, 2013, 20（9）: 2937-2943.

[14] COLOMBO C, RONELLENFITSCH U, YUXIN Z, et al.Clinical, pathological and surgical characteristics of duodenal gastrointestinal stromal tumor and their influence on survival: a multi-center study.Ann Surg Oncol, 2012, 19（11）: 3361-3367.

[15] LV A, QIAN H, QIU H, et al.Organ-preserving surgery for locally advanced duodenal gastrointestinal stromal tumor after neoadjuvant treatment. Biosci Trends, 2017, 11（4）: 483-489.